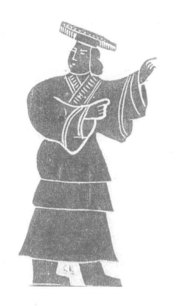

·中医非物质文化遗产临床经典读本

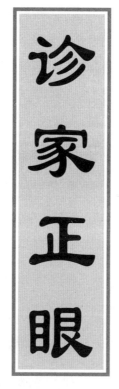

诊家正眼

明·李中梓 著

张丽君 校注

中国医药科技出版社

图书在版编目（CIP）数据

诊家正眼/（明）李中梓著；张丽君校注 . —北京：
中国医药科技出版社，2011. 1（2024. 11重印）

（中医非物质文化遗产临床经典读本）

ISBN 978 - 7 - 5067 - 4745 - 5

Ⅰ . ①诊… Ⅱ . ①李… ②张… Ⅲ . ①脉学—中国—
明代 Ⅳ . ①R241. 1

中国版本图书馆 CIP 数据核字（2010）第 178507 号

版式设计 郭小平

出版　中国医药科技出版社
地址　北京市海淀区文慧园北路甲 22 号
邮编　100082
电话　发行：010 - 62227427　邮购：010 - 62236938
网址　www. cmstp. com
规格　710 × 1020mm $^1/_{16}$
印张　5 $^1/_4$
字数　56 千字
版次　2011 年 1 月第 1 版
印次　2024 年 11 月第 3 次印刷
印刷　北京印刷集团有限责任公司
经销　全国各地新华书店
书号　ISBN 978 - 7 - 5067 - 4745 - 5
定价　20. 00 元
本社图书如存在印装质量问题请与本社联系调换

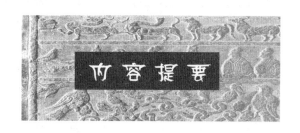

内容提要

《诊家正眼》共分上下两卷，明·李中梓（1558～1655年）著，约成书于明崇祯十五年（1642年），后由李氏门人尤乘增补，并于清康熙六年（1667年）将本书与《本草通玄》、《病机沙篆》合刊为《士材三书》。

上卷39篇，统论脉学的基本原理、基本知识及其临床应用。详细论述了诊脉的部位、时间、方法、注意事项及各部位诊脉原理，分析了五脏平脉、病脉、死脉、真脏脉、怪脉、神门脉、反关脉、冲阳胃脉、太溪肾脉的临床应用和29种病证的宜忌之脉，并强调脉诊因人、因时、因地而异；下卷29篇，载28脉和脉法总论，依次论述浮、沉、迟、数、滑、涩、虚、实、长、短、洪、微、细、濡、弱、紧、缓、弦、动、促、结、代、革、牢、散、芤、伏、疾28种脉象，每种脉象均列体象、主病、兼脉，再详加按语，对诸家学说进行评述，尤其对高阳生所撰的《脉诀》着重进行辨误批驳。其书名所谓"正眼"者，即寓有去伪存真之意。"脉法总论"以表里、阴阳、气血、虚实为纲概括脉象。

本书文字通俗，实践指导性强，是一部中医脉学名著，可供中医药专业人员学习及科研阅读使用。

《中医非物质文化遗产临床经典读本》
编 委 会

出版者的话

中华医学源远流长，博大精深。早在两汉时期，中医就具备了系统的理论与实践，这种系统性主要体现在中医学自身的完整性及其赖以存续环境的不可分割性。在《史记·扁鹊仓公列传》中就明确记载了理论指导实践的重要作用。在中医学的发展过程中，累积起来的每一类知识如医经、方剂、本草、针灸、养生等都是自成系统的。其延续与发展也必须依赖特定的社会人文、生态环境等，特殊的人文文化与生态环境正是构成中医学地域性特征的内在因素，这点突出体现在运用"天人合一"、"阴阳五行"解释生命与疾病现象。

但是，随着经济全球化趋势的加强和现代化进程的加快，我国的文化生态发生了巨大变化，中国的传统医学同许多传统文化一样，受到了严重冲击。许多传统疗法濒临消亡，大量有历史、文化价值的珍贵医药文物与文献资料由于维护、保管不善，遭到损毁或流失。同时，对传统医药知识随意滥用、过度开发、不当占有的现象时有发生，形势日益严峻。我国政府充分意识到了这种全球化对本民族文化造成的冲击，积极推动非物质文化遗产保护。2005年《国务院办公厅关于加强我国非物质文化遗产保护工作的意见》指出："我国非物质文化遗产所蕴含的中华民族特有的精神价值、思维方式、想象力和文化意识，是维护我国文化身份和文化主权的基本依据。"

中医药是中华民族优秀传统文化的代表，是国家非物质文化遗产保护的重要内容。中医古籍是中医非物质文化遗产最主要的载体。杨牧之先生在《新中国古籍整理出版工作的回顾与展望》一文中说："古代典籍是一个民族历史文化的重要载体，传世古籍历经劫难而卓然不灭，必定是文献典籍所蕴含精神足以自传。……我们不能将古籍整理出版事业仅仅局限于一个文化产业的位置，要将它放到继承祖国优秀文化传统、弘扬中华民族精神、建设有中国特色的社会主义的高度来认识，从中华民族的文化传统和社会主义精神文明建设的矛盾统一关系中去理解。"《保护非物质文化遗产公约》指出要"采取措施，确保非物质文化遗产的生命力，包括这种遗产各个方面的确认、立档、研究、保存、保护、宣传、承传和振兴"。因此，立足于非物质文化遗产的保护，确立和展示中医非物质文化遗产博大精深的内容，使之得到更好的保护、传承和利用，对中医古籍进行整理出版是十分必要的。

而且，中医要发展创新，增强其生命力，提高临床疗效是关键。而提高临床疗效的捷径，就是继承前人宝贵的医学理论和丰富的临床经验。在中医学中，经典之所以不朽是因其经过了千百年临床实践的证明。经典所阐述的医学原理和诊疗原则，已成为后世医学的常规和典范，也是学习和研究医学的必由门径，通过熟读经典可以启迪和拓宽治疗疾病的思路，提高临床治疗的效果。纵观古今，大凡著名的临床家，无不是在熟读古籍，继承前人理论和经验的基础上成为一代宗师的。因此，"读经典做临床"具有重要的现实意义。

意识到此种危机与责任，我社于2008年始，组织全国中医权威专家与中医文献研究的权威机构推荐论证，按照"中医非物质文化遗产"分类原则组织整理了本套丛书。本套丛书包括《中医非物质文化遗产临床经典读本》（70种）与《中医非物质文化遗产临床经典名著》（30种）两个系列，共100个品种。其所选书目精当，涵盖了大量为历代医家推崇、尊为必读的经典著作，也包括近年来越来越受关注的，对临床具有很好指导价值的近代经典作品。

本次整理突出了以下特点：①力求准确：每种医籍均由专家遴选精善底本，加以严谨校勘，为读者提供准确的原文。②服务于临床：在书目选择上重点选取了历代对临床具有重要指导价值的作品。③紧密围绕中医非物质文化遗产这一主题，选取和挖掘了很多记载中医独特疗法的作品，尽量保持原文风貌，使读者能够读到原汁原味的中医经典医籍。

期望本套丛书的出版，能够真正起到构筑基础、指导临床的作用，并为中国乃至世界，留下广泛认同，可供交流，便于查阅利用的中医经典文化。

本套丛书在整理过程中，得到了作为本书学术顾问的各位专家学者的指导和帮助，在此表示衷心的感谢。本次整理历经数年，几经修改，然疏漏之处在所难免，敬请指正。

中国医药科技出版社

2010 年 12 月

校注说明

《诊家正眼》是一部中医脉学的名著，明·李中梓著。约成书于明崇祯十五年（1642 年），后由李氏门人尤乘增补，并于清康熙六年（1667 年）将本书与《本草通玄》、《病机沙篆》合刊为《士材三书》。

李中梓，字士材，号念莪，又号荩凡居士。华亭惠南镇（今上海市松江）人，为明代著名医家，一生对中医理论研究十分重视，兼取众家之长，其论述医理，颇能深入浅出。所著诸书，多通俗易懂，在中医学的普及方面做出较大贡献，著有《内经知要》、《医宗必读》等。李中梓出生于书香门弟，父亲是万历己丑进士。中梓幼年擅长于文学、兵法，但屡试不第，加之体弱多病，乃弃儒学医。他悉心钻研"金元四大家"的著作，深得其中精要，在实践中创立了自己的医学理论，成为一代名医。

上卷 39 篇，统论脉学的基本原理、基本知识及其临床应用。详细论述了诊脉的部位、时间、方法、注意事项及各部位诊脉原理，分析了五脏平脉、病脉、死脉、真脏脉、怪脉、神门脉、反关脉、冲阳胃脉、太溪肾脉的临床应用和 29 种病证的宜忌之脉，并强调脉诊因人、因时、因地而异；下卷 29 篇，载 28 脉和脉法总论依次论述浮、沉、迟、数、滑、涩、虚、实、长、短、洪、微、细、濡、弱、紧、缓、弦、动、促、结、代、革、牢、散、芤、伏、疾 28 种脉象，每种脉象均列体象、主病、兼脉，再详加按语，对诸家学说进行评述，尤其对高阳生所撰的《脉诀》着重进行辨误批驳。其书名所谓"正眼"者，即寓有去伪存真之意。"脉法总论"以表里、阴阳、气血、虚实为纲概括脉象。

本书版本有两大体系：一类为原刻本，如清顺治十七年庚子（1660 年）二雅堂刻本（简称顺治本）、清康熙六年丁未（1667 年）世美堂刻本。另一类为《士材三书》本体系，如清康熙四十九年戊子（1708 年）东溪堂刻本、清雍正六年戊申（1728 年）刻本、清光绪十三年丁亥（1887 年）上海江左书林刻本、清经纶堂刻本、1918 年上海校经山房石印本等 30 余种版本。经与原刻本对照，有尤乘增补的内容。

本次校勘以原刻本清顺治十七年庚子（1660 年）二雅堂刻本为底本（简称顺治本），以《士材三书》本体系的清康熙四十七年戊子（1708 年）东溪堂刻本为主校本，清雍正六年戊申（1728 年）刻本为参校本，他校引用的医书有《黄帝内经》、《八十一难经集解》、《注解伤寒论》等多种医著，并结合医理文义进行理校，根据本书前后内容进行本校，对个别难懂的字词作必要的注释。综合而言，对全书所做的整理工作如下。

1. 序文的整理。顺治本序文包括李中梓自序、尤乘序和秦卿胤序。标题分别为"序"、"尤序"、"重订诊家正眼序"。东溪堂刻本中后加入的董序、《士材三书》序、合镌三书序及凡例均不录。

2. 目录的整理。凡正文与目录不相符者，根据正文内容两相对照，择善进行了修改，保证前后统一。

3. 关于尤氏增补内容的整理。为了保持李中梓著作的原貌，对于尤氏刻本中大量增删的部分均依底本原貌，不做改动。

4. 文字处理。原书为竖排繁体字，今改为简体横排字，并采用现代的标点符号标点。底本中各种异体字和笔画有差错残缺的，则径改。例如"义"改为"文"、"钧"改为"钩"、"泆"改为"溢"、"嘿"改成"默"等等。

由于水平有限，缺点错误在所难免，期望读者批评指正。

校注者
2009 年 10 月

序

　　脉之治乱，生死攸分，讵云渺事，故《内经》云：微妙在脉，不可不察。自非深心精讨，未易入其阃奥❶。西晋王叔和集轩岐以来诸家名论，撰成《脉经》十卷，真可为万世指南。顾其文辞古邃，解之不易，诵之殊难。迨于六朝，有高阳生者，作为《歌诀》，伪托叔和之名，实与《脉经》大相刺谬。以其辞义肤浅，俗学便之，遂使伪诀满天下，脉法且晦蚀矣。虽辟之者，代有其人，奈习之日恬不知改。余用究心于今古脉书，详为征考者四十余载，见地颇定，汇成是帙，较之曩❷刻差有进焉者矣。句句推敲，字字审确，凡前人未当之旨，本经言以正其失衡至理而简其讹行，使千载阴霾一朝见，睹从前泊于邪说者，今日始反正矣。颜曰：《正眼》，俾遵道者，无歧途之惑，庶乎为叔和之忠勋，后学之标的云尔。

云间李中梓士材甫自识

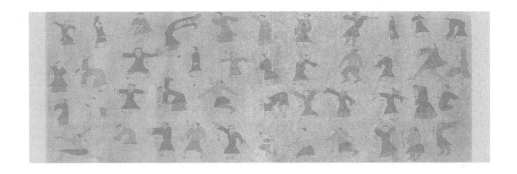

---

❶ 阃（kǔn）奥：比喻学问或事理的精微深奥所在。
❷ 曩（náng）：以往，从前，过去的。

尤　序❶

天下操生杀之权者，惟君与相耳！乃权位而外，又有医士焉。人知君相不易为，不知医士尤不易为。盖君相之生杀人也，其道显而共闻；医士之生杀人也，其道微而难辨。其难辨者，何哉？脏腑在内，以三指测之，稍有谬误，生死攸分。故昌黎有云：善医者不视人之瘠肥，察其脉之病否而已。脉不病，虽瘠不害；脉病而肥者，死也。西晋王叔和氏，所著《脉经》，其理玄微，其文古奥，读者未必当下了彻，以致高阳生伪诀❷得以行于世，而实为大谬。士翁李夫子，以良相之才，而屡困场屋❸，数奇未遇，旁通岐黄之术，遂登峰造极，足以继前贤而开后学。著为《正眼》一书，真暗室一灯，与王叔和《脉经》并，不朽于霄壤间，孰谓良医之功不与良相等哉！向有原刻，惜乎散失久矣，今余稍订鲁鱼玄豕而付之剞劂氏，使遐陬❹僻壤咸得私淑❺李夫子，读其书而悟其理，固以大其用，而医士之不易为者，可共为焉，岂不甚快！刻既或，因为跋此数语。

庚子八月门人尤乘生洲氏识于世美堂

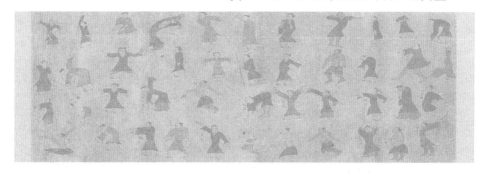

---

❶ 尤序：顺治本作"重订《诊家正眼》序"。
❷ 伪诀：指六朝高阳生托名晋代王叔和编撰的《脉诀》。
❸ 场屋：指科举考试的地方。
❹ 遐（xiá）陬（zōu）：边远一隅。
❺ 私淑：没有得到某人的亲身教授、而又敬仰他的学问并尊之师的，称之为私淑。

重订《诊家正眼》序

　　夫人脏腑气血，虚实阴阳，全现于脉，医以三指测之，求其胸中了指下明，戛戛乎难之矣。西晋叔和氏，所著《脉经》，可谓承先启后，奈高阳生舛讹❶湮锢，脉义反晦。惟吾师士翁，以旷世奇才，成一代大儒。年十二，试辄冠军，观场者九。副车者再，遇太夫人疾，因事灵兰，学博道精，悟入玄妙，弹指间使沉疴顿起，遍地阳春。其应运而生也，殆非偶然。所著二十种，皆发前人之未备，及《正眼》一书，尤字字为轩岐印泥，言言开后学聋聩。卿胤立雪师门，尝窃绪余，以征指下，心手相得，如桴应鼓，乃知是书一出，脉理昭然，吾师不独嘘枯当世，实振铎千秋，奈两椠既梦之后，原板散废，四方射利之徒，窃名翻刻者，皆词意颠倒，尽失本义。忆吾师瞑目时，犹呼余辈致嘱曰：吾四十年来撰述虽多，然问心自慊者，惟《正眼》一书。余与尤子生州、郑子介山，夙负嘱言，疚心良切。今庚子秋，复梓原本，共襄厥成，庶几慰吾师在天之灵，后学有遵途之适矣。

顺治庚子仲秋门人秦卿胤古怀氏拜述

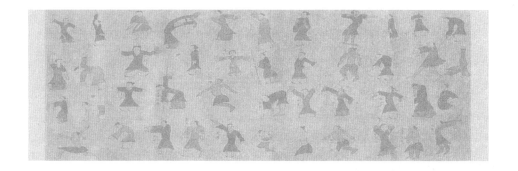

---

　　❶ 舛讹（chuǎn é）：错乱，错误。

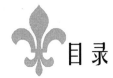

目录

---

❶ 脉：原脱，依正文标题补。下同。

目
录

卷 上

脉之名义

《内经》曰：人受气于谷，谷入于胃，以传于肺，五脏六腑，皆以受气。清者为营，浊者为卫；营行脉中，卫行脉外。此明胃气为脉道之根，脏腑之本，气血之所自出也。凡人之生，皆受气于谷，万物资生之本也。凡谷之入，必先至于胃，万物归土之义也。坤土不敢自专，精微上输于肺，盖地道卑而上行也。肺为乾金，所受精微，下溉脏腑，盖天道下济而光明也。金土互输，地天交泰。清而上升者为营血，阴生于阳也；浊而下降者为卫气，阳根于阴也。营血为阴，故行脉中；卫气为阳，故行脉外也。

按：审察病状，以决死生，非指下了然，将安所凭藉乎？深慨世医不知脉为何物。若以为气乎，而气为卫，卫行脉外，则知非气矣；若以为血乎，而血为营，营行脉中，则知非血矣；若以为经隧乎，而经隧实繁，则知非经隧矣。然则脉果何物耶？余尝于此深思，久而始悟其微。古之"眽"，从血从辰，谓气血流行，各有分派而寻经络也。今之脉字，从肉从永，谓胃主肌肉，气血资生而永其天年也。夫人之生也，惟是精与气与神而已。精气即血气，而神则难见也。人非是神，无以主宰血气，保合太和，流行三焦，灌溉百骸，故脉非他，即神之别名也。神超于气血之先，为气血之根蒂，善乎！华元化云脉者，气血之先也。气血之先，非神而何？然神依于气，气依于血，血资于谷，谷本于胃，所以古之论脉者云：有胃气则生，无胃气则死。东垣亦曰脉贵有神，正指胃气也。是知谷气充则血旺，血旺则气强，气强则神昌，神之昌兴与否，皆以脉为征兆。故脉也者，实气血之主宰，即神之别名，此千古未剖之疑义也，特表而出之。

气口独为五脏主

黄帝问曰：气口何以独为五脏主？岐伯曰：胃者，水谷之海，六腑之大源也。五味入口，藏于胃，以养五脏气，气口，太阴也。是以五脏六腑之气味，皆出于胃，变现于气口。气口者，六部之总称，非专指右关之前也。按《素问·经脉别论》云：食气入胃，经气归于肺。肺朝百脉，气归于权衡，权衡以平，气口成寸，以决死生。由是而知气口即寸口也。曰变现者，饮食所变之精微，咸显现于手太阴之气口，而阴阳盛衰之象，莫不从此见矣。

《难经》曰：十二经皆有动脉，独取寸口，何谓也？扁鹊曰：寸口者，脉之大会，手太阴之动脉也。肺为五脏六腑之华盖，位处至高，受百脉之朝会，布一身之阴阳，故《经》曰脏真高于肺，以行营卫阴阳者是也。是以十二经皆有动脉，独取肺家一经之动脉，可以决五脏六腑强弱吉凶也。

脉辨至数

《内经》曰：人一呼脉再动，一吸脉亦再动，呼吸定息脉五动，闰以太息，命曰平人。一呼再动，一吸再动，则一息四至为平和之脉，若得五动即太过矣；惟当太息之际，亦为平脉。何也？凡人之呼吸，三息后必闰以一息之长，五息再闰，谓之太息。故曰闰以太息，亦应历家三岁一闰，五岁再闰之数也。惟其息长，故得五至以明，苟非太息，则仍是四至矣。一呼脉一动，一吸脉一动，曰少气。一呼一动，一吸一动，则一息之间仅得一至，脉之迟者也。迟主阴寒，阳气衰微之明征也。一呼脉三动，一吸脉三动而躁，尺热曰病温；尺不热，脉滑曰病风。一息六至其名曰数。阳盛阴衰，热之象也。尺热者，言尺后近臂有热，则必通身皆热。脉来数躁而体中发热，其病温也，明矣。数滑而身不热，当病内风。若使外感于风，宁有身不热之理乎？一呼脉四动以上曰死，脉绝不至曰死。乍数乍疏曰死。一呼四动，则一息八至矣，而况以上乎，而有不死者乎！脉绝不至，则运化息而机缄穷。乍数乍疏，则阴阳舛而揆度乱。三脉若见，不死安待！

日夜五十营

《内经》曰：一日一夜五十营，以营五脏之精，不应数者，名曰狂生。营者，运也。经脉运行于身，一日一夜凡五十周，以运行五脏之精气。夫周身上下前后左右，凡二十八脉，其长十六丈二尺。宗气积于胸中，主呼吸而行经隧。一呼气行三寸，一吸气行三寸，呼吸定息，气行六寸。以一息六寸推之，则一日一夜凡一万三千五百息，通共计之当五十周于身，则脉行八百一十丈。其有太过不及而不应此数者，名曰狂生。狂者，妄也，犹言幸而生也。所谓五十营者，五脏皆受气，持其寸口，数其至也。五十营者，五脏所受之气也。持者，诊也。但诊寸口而数其至，则脏气之衰旺可知矣。**五十动而不一代者，五脏皆受气。**代者，止而复来也。脏有所损，则气有所亏，故不能运行也。若五十动而无一止，则终无止矣，五脏之气皆足，和平之象也。**四十动而一代者，一脏无气。**《难经》曰：吸者随阴入，呼者因阳出。今吸不能至肾，则至肝而还，故知一脏无气者，肾气先尽也。然则五脏和者气脉长，五脏病者气脉短。即此一脏无气，必先乎肾，则下文所谓二脏、三脏、四脏、五脏者，皆当自远而近，以次而短，而由肾及肝，由肝及脾，由脾及心，由心及肺，故病者，必气促而喘，仅呼吸于胸中数寸之间，真阴绝于下，孤阳浮于上，气短之极也。人之生死由乎气，气之聚散由乎阴，凡残喘尚延者，一线之气未绝耳。此脏气之不可不察也。**三十动一代者，二脏无气；二十动一代者，三脏无气；十动一代者，四脏无气；不满十动一代者，五脏无气。予之短期，要在终始。**予，犹与也。短期者，死期也，亦近也。言死期已近也。终始者，十二经各有绝气。先见，是名为始也。详见《灵枢·经脉》篇。**所谓五十动而不一代者，以为常也，以知五脏之期。予之短期者，乍数乍疏也。**以为常者，无病之常脉也，因此可以知五脏之气。若欲决其死期，则在乍数乍疏也。不满十至而代，则乍数乍疏矣。非代脉之外，别有乍数乍疏也。

诊贵平旦

《内经》曰：诊法常以平旦，阴气未动，阳气未散，饮食未进，经脉未盛，络脉调匀，气血未乱，乃可诊有过之脉。营卫之气，一昼夜五十周于身，昼则行阳，夜则行阴，追至平旦，复会于寸口。斯时也，夫曾著衣动作，阴气将尽而未动，阳气将盛而未散，饮食未进，谷气未行，故经脉未盛，而络脉调匀，气血未至于扰乱，乃可诊有过之脉。有过，犹言有病也。若饮食入胃，则谷气流行，直行之经，往往强盛，而横行之络，气先至者强，气未至者弱，经络之脉不能调匀，则气血之盛衰，未可尽凭矣。

寸关尺之义

《内经》曰：从鱼际至高骨，却行一寸，名曰寸口。从寸至尺，名曰尺泽。故曰尺寸。寸后尺前名曰关。大指从鱼际穴至高骨，得一寸，故名为寸也。肘腕内廉尺泽穴至高骨得一尺，故名为尺也。正当高骨之上，乃尺与寸交界之际，故名关也。扁鹊曰：尺寸者，脉之大要会也。从关至尺，是尺内，阴之所治也；从关至鱼际，是寸口内，阳之所治也。要者，扼要也。会者，朝会也。尺寸皆肺之经脉，百脉皆来朝会，岂非扼要之所乎？肾肝为阴，处乎尺内。心肺为阳，处乎寸内。治，犹属也。言所属之部位也。又曰：三部者，寸关尺也。九候者，浮中沉也。上部法天，主胸以上至头之有疾；中部法人，主膈以下至脐之有疾；下部法地，主脐以下至足之有疾。上部法天，主上焦胸中之分，以至于巅顶，即寸部也；中部法人，主中焦膈中之分，即关部也；下部法地，主下焦腹中之分，以至于足膝，即尺部也。浮候法天，轻手候之，以察其表也；中候法人，不轻不重候之，以察其半表半里也；沉候法地，重手候之，以察其里也。每部各有浮中沉三候，则三部共九候矣。

滑伯仁曰：诊脉之道，先调自己气息。男左女右，先以中指取定关位，却下前、后二指。初轻候消息之，次中候消息之，次重候消息之。自寸关至尺，逐部寻究。一呼一吸之间，脉行四至为率，闰以太息，五至为平脉也。其有太过不及，则为病脉，各以其部断之。

自己之气息调匀，则他脉之至数明辨，故凡诊必先调息也。男子属阳，故先诊左手；女子属阴，故先诊右手。掌后高骨正对关部，先以中指取定关部，然后下前后二指，则尺寸方准也。轻候消息，其名曰举；中候消息，其名曰寻；重候消息，其名曰按。一息四至，为和平之脉；若当太息，必以五至为和平也。太过者，洪大有力也；不及者，迟细无力也。各以五脏六腑所居之部位，察其微甚，审其从违，断其吉凶也。

又曰：臂长则疏下指，臂短则密下指。三部之内，大小、浮沉、迟数同等，尺寸、阴阳、高下相符，男女、左右、强弱相应，四时之脉不相戾，命曰平人。其或一部之内，独大、独小、偏迟、偏疾，左右、强弱之相反，四时、男女之相背，皆病脉也。左脉不和，为病在表，为阳，主四肢；右脉不和，为病在里，为阴，主腹脏。

臂长者，脉亦长，故下指宜疏；臂短者，脉亦短，故下指宜密。同等者，不大不小、不浮不沉、不迟不数也。相符者，寸为阳、为高，常宜浮大；尺为阴、为下，常宜沉小也。相应者，左大顺男，右大顺女；男子寸盛而尺弱，女子尺盛而寸弱也。不相戾者，春弦、夏洪、秋毛、冬石也。此四者，平人无病之脉也。其或大小独见，迟数偏呈，左右相反，时令相戾，男女相违，皆知其为病脉也。左脉为人迎，故病在里，属阳，与四肢相应也；右脉为气口，故病在表，属阴，与腹脏相应也。

又曰：察脉须识上下、来去、至止。不明此六字，则阴阳虚实不别也。上者为阳，来者为阳，至者为阳；下者为阴，去者为阴，止者为阴也。上者自尺部上于寸口，阳生于阴也；下者自寸口下于尺部，阴生于阳也。来者自骨肉之分而出于皮肤之际，气之升也；去者自皮肤之际而还于骨肉之分，气之降也。应曰至，息曰止也。上下者，以尺与寸相比度也。阳生于阴者如左尺水，生左关木；左关木，生左寸心也。右尺火，生右关土；右关土，生右寸肺金也。阴生于阳者，右寸肺金，生左尺肾水也；左寸君火，分权于右尺相火也。来者，为气之升，主乎阳也；去者，为气之降，主乎阴也。《内经》以来盛去衰为钩脉，阳气盛满之象。若去来俱盛，钩之太过也；来不盛，去反盛，钩之不及也。应者，寻常应手之脉也。止者，歇至不匀之脉也，如促、结、涩、代之类。

三焦分配三部

岐伯曰：寸以射上焦，关以射中焦，尺以射下焦。扁鹊曰：三焦者，元气之别使也，主通行三气，经历于五脏六腑。华元化曰：三焦者，人身之三元之气也，总领五脏六腑、营卫经络、内外左右上下之气也。

按：三说而细绎之，乃知脉本身中之元神，和会后天谷气，以周流于一身者也。盖元神附于肾间之动气，出于下焦，合水谷之精气，谓之营气；升于中焦，合水谷之悍气，谓之卫气；升于上焦，营行脉中，卫行脉外，其宗气积于胸中，名曰气海。故三焦者，统领周身之气，而分隶于胸膈腹，即分配于寸关尺，灼然无可疑者。乃滑伯仁承讹袭舛，而谓右尺乃手心主，三焦脉所出，何其不稽于古，不衷于理耶？

重 轻 审 察

扁鹊曰：初持脉，如三菽之重，与皮毛相得者，肺部也；如六菽之重，与血脉相得者，心部也；如九菽之重，与肌肉相得者，脾部也；如十二菽之重，与筋平者，肝部也；按之至骨，举指来疾者，肾部也。由是推之，不独以左右六部分候脏腑，即指下轻重之间，便可测何经受病矣。粗工不此之察，而专分六部，则脉中之微妙，可得而知耶！

阴 阳 辨 别

岐伯曰：言人之阴阳，则外为阳，内为阴。言人身之阴阳，则背为阳，腹为阴。言人身脏腑中阴阳，则脏为阴，腑为阳。肝心脾肺肾五脏为阴，胆胃大小肠三焦膀胱六腑为阳。故背为阳，阳中之阳，心也；背为阳，阳中之阴，肺也。腹为阴，阴中之阴，肾也；腹为阴，阴中之阳，肝也；腹为阴，阴中之至阴，脾也。此皆阴阳表里内外雌雄相输应也。心肺皆居上而属阳，但心位乎南，故为阳中之阳；肺位乎西，故为阳中之阴也。肾肝皆处下而属阴，但肾位乎北，故为阴中之阴；肝位乎东，故为阴中之阳也。脾土位卑为阴，且为孤脏而居乎内，又不主时令，而寄旺于四季之末，故为阴中之至阴也。

扁鹊曰：呼出心与肺，吸入肾与肝，呼吸之间，脾受谷味也，其脉在中。浮者，阳也；沉者，阴也。问心肺俱浮，何以别之？曰：浮而大散者，心也；浮而短涩者，肺也。问肾肝俱沉，何以别之？曰：牢而长者，肝也；举之濡，按指来实者，肾也。脾主中州，故其脉在中，是阴阳之法也。呼出者，阳也，故心肺之脉皆浮也。心为阳中之阳，故浮而且大散也；肺为阳中之阴，故浮而兼短涩也。吸入者，阴也，故肾肝之脉皆沉也。肾为阴中之阴，故沉而且实也；肝为阴中之阳，故沉而兼长也。脾为中州，故不浮不沉，而脉在中也。

《内经》分配脏腑定位

《素问·脉要精微论》曰：尺内两旁，则季胁也。季胁，小肋也。在胁下两旁，为肾所近之处也。尺外以候肾，尺里以候腹。尺外者，尺脉前半部也。尺里者，尺脉后半部也。前以候阳；后以候阴。人身以背为阳，肾附于背，故外以候肾。腹为阴，故里以候腹。所谓腹者，凡大小肠、膀胱，皆在其中矣。以下诸部，俱言左右，而此独不分者，以两尺皆主乎肾也。中附上，左外以候肝，内以候鬲。中附上者，言附尺之上而居乎中，即关脉也。左外者，言左关之前半部也；内者，言左关之后半部也，余皆仿此。肝为阴中之阳脏，而亦附近于背，故外以候肝；内以候鬲，举一鬲而中焦之鬲膜、胆腑皆在其中矣。右外以候胃，内以候脾。右关之前，所以候胃；右关之后，所以候脾。脾胃者，皆中州之官也，而以表里言之，则胃为阳，脾为阴，故外以候胃，内以候脾也。按寸口者，手太阴也。太阴行气于三阴，故曰三阴在手而主五脏。所以本篇止言五脏，而不及六腑。然胃亦腑也，而此独言之，何也？《经》所谓五脏皆禀气于胃，胃者，五脏之本也。脏气者，不能自至于手太阴，必因于胃气，乃至于手太阴也。故胃气当于此察之。又《五脏别论》云：五味入口，藏于胃以养五脏之气。气口亦太阴也，是以五脏六腑之气味，皆出于胃，变现于气口。然则此篇虽止言胃，而六腑之气亦无不见乎此。**上附上，右外以候肺，内以候胸中。** 上附上者，言上而又上，则寸脉也。五脏之位，惟肺最高，故右寸之前以候肺，右寸之后以候胸中。胸中者，鬲膜之上皆是也。**左外以候心，内以候膻中。** 心肺皆居鬲上，故左寸之前以候心，左寸之后以候膻中。膻中者，即心包络之别名也。按：五脏所居之位，皆五行一定之理。火旺于南，故心居左寸；木旺于东，故肝居左关；金旺于西，故肺居右寸；土旺于中，而寄位西南，故脾胃居右关。此即河图五行之次序也。**前以候前，后以候后。** 此重申上下内外之义也。统而言之，寸为前，尺为后；分而言之，上半部为前，下半部为后。盖言上以候上，下以候下也。**上竟上者，胸喉中事也。下竟下者，少腹腰股膝胫足中事也。** 竟者，尽也。言上而尽于上，在脉则尽于鱼际，在体则应乎胸喉也。下而尽于下，在脉则尽于尺部，在体则应乎少腹腰足也。按：此篇首言尺，次言中附上而为关，又次言上附上而为寸，皆自内以及外者，盖以太阴之脉从胸走手，以尺为根本，寸为枝叶也。故曰凡人之脉，宁可有根而无叶，不可有叶而无根。又按：内外二字，诸家之注皆云内侧、外侧。若以侧为言，必脉形扁阔，或有两条者乃可耳。不然，则于义不通矣。如前以候前，后以候后，上竟上，下竟下者，皆内外之义也。观易卦六爻，自下而上，以上三爻为外卦，下三爻为内卦，则上下内外之义昭然矣。或曰浮取为外，沉取为内，于义亦通。然如外以候肺，内以候胸中，外以候心，内以候膻中，是脏从外取，而腑从内候，则无是事矣。故不如从上下看为稳当也。**推而外之，内而不外，有心腹积也。**推者，察也，求也。凡诊脉必先推求于外。若但见沉脉而无浮脉，是有内而无外矣，故知其病在心腹之有积也。**推而内之，外而不内，身有热也。**推求于内，浮而不沉，则病在外而非内矣，惟表有邪，故身热也。**推而上之，上而不下，腰足清也。**清者，冷也。推求于上部则脉强盛，而下部则脉虚弱，此上盛下虚，故腰足清冷也。上下有二义，以寸、关、尺言之，寸为上，尺为下也。以浮中沉言之，浮为上，沉为下也。**推而下之，下而不上，头项痛也。**推求于下部，下部有力，上部无力，此清阳不能上升，故头项痛；或阳虚而阴凑之，亦头项痛也。**按之至骨，脉气少者，腰脊痛而身有痹也。**按之至骨，肾肝之分也。脉气少者，言无力也。肾水虚，故腰脊痛；肝血亏，故身有痹也。

愚按：五脏六腑以暨心包络，共成十二经，分配于脉之六部，自有定理，莫可变乱，第详玩《内经》，便昭然于心目矣。《内经》出胸、膈、腹三字，以分上、中、下而配寸、关、尺也。然腑不及胆者，寄于肝部也；不及大肠、小肠、膀胱者，统于腹中也。高阳生以大小肠列于寸上，不知大小肠皆在下焦腹中，乃欲越中焦而候之寸上，误矣。彼不过因小肠之脉络于心，大肠之脉络于肺耳。然则肾之脉亦络于心，而遂于左寸候肾可乎？膻中为手厥阴经，即是心包络。故《经》曰：外以候心，内以候膻中。又曰：膻中者，臣使之官，喜乐出焉。又曰：膻中者，心主之宫城也。又曰：心包络之脉，起于胸中，出属心。即此四段经文而细绎之，则膻中即是心包，心包实为心腑，昭确可据。而高阳生候于右尺，不亦妄乎！以丹溪之敏，亦以包络、膻中分为二候，况其他哉！《内经》明称左右皆肾，而命门居两肾之正中。考《明堂》、《铜人》等经，命门一穴在督脉第十四椎下陷中，两肾之间，且脉之应于指下，为有经络，循经络朝会于寸口，而《内经》并无命门之经络，妄以穴名为脏，配列右寸，真是蒙昧千秋矣。三焦者，中清之腑，通行人身三元之气。三焦通，则周身之气皆通。故《经》曰：上焦如雾，中焦如沤，下焦如渎。王叔和分配于寸、关、尺，乃至当也。而高阳生分隶右尺，尤为谬妄。

《经》曰：尺内两傍，则季胁也。尺外以候肾，尺里以候腹。中附上，左外以候肝，内以候膈；右外以候胃，内以候脾。上附上，右外以候肺，内以候胸中；左外以候心，内以候膻中。

六气分合六部时日诊候之图

右寸			右关			右尺		
浮	中	沉	浮	中	沉	浮	中	沉
小雪十五日 立冬十五日	立冬十日 霜降十日	霜降五日 寒露十五日	秋分十五日 白露十五日	白露十日 处暑十日	处暑五日 立秋十五日	大暑十五日 小暑十五日	小暑十日 夏至十日	夏至五日 芒种十五日
五之气阳明燥金			四之气太阴湿土			三之气少阳相火		

左	寸		左	关		左	尺	
浮	中	沉	浮	中	沉	浮	中	沉
小满立夏十五日	立夏谷雨十日	谷雨清明五十五日	春分惊蛰十五日	惊蛰雨水十日	雨水立春五十五日	大寒小寒十五日	小寒冬至十日	冬至大雪五十五日
二之气少阴君火			初之气厥阴风木			终之气太阳寒水		

此六气分合六部时日诊候之图，乃余所自悟而自制，实六气至理，而古今所未发者。以平治之纪为例，若太过之纪，其气未至而至，从节前十三日为度；不及之纪，其气至而未至，从节后十三日为度。太过之岁，从左尺浮分起立春；不及之岁，从左关中分起立春。依次而推之，必于平旦，阴气未散，阳气未动，饮食未进，衣服未著，言语未吐之时，清心调息，逐部细究，则时令之病，可以前知。诊得六部俱平则已，若有独大、独小、独浮、独沉、独长、独短，与各部不同，依图断之，无不验者。假如左关中候脉独弦大，已知雨水后、惊蛰边有风热之病。盖弦主风，而大主热也；且左关又为风木之令故也。如右尺沉分，脉独缓滞而实大，已知芒种后、夏至边有湿热之病。盖缓滞主湿，而实大主热也。若缓滞而虚大，乃湿热相火为患。盖缓滞为湿，而虚大为相火也；且在沉分，沉亦主湿，又在相火之位故也。久病之人，六脉俱见浊滞，惟右寸中候脉来从容和缓，清净无滞，已知霜降后、立冬边必愈。盖中候而从容和缓，为胃气之佳脉；且右寸为肺金之位，土来生金故也。其余各部，俱仿此而精详之，百不失一也。然亦须三四候之确然不渝，无不验者。

政运有不应之脉

不应者，沉细之脉也。甚至极沉极细，几于不可见矣；第覆病者之手而诊之则见矣。凡值此不应之脉，乃岁运合宜，命曰天和之脉，不必求治。若误治之，反伐天和矣。

土运为南政。盖土位居中，面南行令故也。金、木、水、火四运，皆以臣事之，北面受令，故为北政。

甲、己二年为土运南政。如遇少阴司天，则两寸不应；厥阴司天，则右寸不应；太阴司天，则左寸不应。少阴在泉，则两尺不应；厥阴在泉，则右尺不应；太阴在泉，则左尺不应。

乙、丙、丁、戊、庚、辛、壬、癸八年，皆为北政。如遇少阴司天，则两尺不应；厥阴司天，则右尺不应；太阴司天，则左尺不应。少阴在泉，则两寸不应；厥阴在泉，则右寸不应；太阴在泉，则左寸不应。如尺当不应而反浮大，寸当浮大而反沉细，寸当不应而反浮大，尺当浮大而反沉细，是为尺寸反。《经》曰尺寸反者死。如右当不应而反浮大，左当浮大而反沉细，左当不应而反浮大，右当浮大而反沉细，是谓左右交。经曰左右交者死。

人迎气口

黄帝曰：寸口主中，人迎主外，两者相应，俱往俱来，若引绳大小齐等<small>寸口者，气口也，在右手关前一分，胃之部也，属湿土而为阴，故主在中之病；人迎脉在左手关前一分，胆之部也，属风木而为阳，故主在外之病。所谓相应者，往来大小若引绳之不爽也。</small>春夏人迎微大，秋冬气口微大，如是者命曰平人。春夏主阳，故人迎之阳脉微大；秋冬主阴，故气口之阴脉微大。微大者，犹言略大也。雷公曰：病之益甚，与其方衰如何？黄帝曰：内外皆在焉。言表里俱当审察也。切其脉口滑小紧以沉者，病益甚，在中；人迎大紧以浮者，病益甚，在外。脉口，即气口也，气口为阴，故在中而主脏。人迎为阳，故在外而主腑。滑小紧沉，阴分之邪也。大紧以浮者，阳分之邪也。故病皆益甚也。脉口浮滑者，病日进；人迎沉滑者，病日损。脉口为阴，浮滑者，以阳加阴，故病日进。人迎为阳，沉滑者，阳邪渐退，故病日损者，渐减也。脉口滑以沉者，病日进，在内；人迎滑盛以浮者，病日进，在外。脉口人迎，经分表里，故沉滑则内痛增、浮滑则外病进也。

　　脉之浮沉及人迎气口大小等者，病难已。前言平脉，固自相应平等。此言病脉，则有内外阴阳之辨，不当平等。若俱浮则偏于阳，俱沉则偏于阳，故病难已，已者，止也。病在脏，沉而大者，易已，小为逆；病在腑，浮而大者易已。病在脏者为阴，阴本当沉，而脉大为阳气充也，故易已；若见小脉，则真阴衰而为逆矣。病在腑者为阳，阳病得阳脉为顺，故浮而大者病易已。故曰：阴症见阳脉则生，阳症见阴脉者死。人迎盛坚者，伤于寒；气口盛坚者，伤于食。人迎主表，盛坚为外感风寒；气口主里，盛坚为内伤饮食。

　　按：按古称关前一分，人命之主。左为人迎，以察外因，右为气口，以察内因。凡人死生之机，吉凶之故，蔑不于是推求，以故上古，最为秘密，必歃血而后敢传，非粗工所与闻也。余虽不敏，请得而陈其概焉。夫寸关尺三部，各占三分，共成寸口。故知关前一分，正在关之前一分也，左关之前一分，属少阳胆部，胆为风木之司，故曰：人迎紧盛伤于风也，东方风木，主天地春升之令，万物之始生也。经曰：肝者，将军之官，谋虑出焉，与足少阳胆相为表里。胆者，中正之官，决断出焉。人身之中，胆少阳之脉，行肝脉之分外，肝厥阴之脉，行胆脉之位内，两阴至是而交尽，一阳至是而初生，十二经脉至是而终，且胆为中正之官，刚毅果决，凡十一脏，咸取决于胆。故左关之前一分，为六腑之源头，为诸阳之主宰，察表者不能外也。右关之前一分，属阳明胃部，中央湿土，得天地中和之气，万物所归之乡也。经曰：脾胃者，仓廪之官，五味出焉。土为君象，土不主时，寄王于四季之末，故名孤脏，夫胃为五脏六腑之海，盖清气上交于肺，肺气从太阴而行之，为十二经脉之始。故右关之前一分，为五脏之隘口，为百脉之根荄，察里者不能废也。况乎肝胆主春令，春气浮而上升，阳之象也，阳应乎外，故以候表焉。脾胃为居中，土性凝而重浊，阴之象也，阴应乎内，故以候里焉。若夫人迎违度，则生生之本亏，气口先拨，则资生之元废，古人以为人命之主，厥有旨哉。

脉分四时六气

十二月大寒至二月春分，为初之气，厥阴风木主令。《经》云：厥阴之至其脉弦。春分至小满，为二之气，少阴君火主令。《经》云：少阴之至其脉钩。小满至六月大暑，为三之气，少阳相火主令。《经》云：少阳之至大而浮。大暑至八月秋分，为四之气，太阴湿土主令。《经》云：太阴之至其脉沉。秋分至十月小雪，为五之气，阳明燥金主令。《经》曰：阳明之至短而涩。小雪至十二月大寒，为六之气，太阳寒水主令。《经》曰：太阳之至大而长。

脉分四方

东极之地，四时皆春，其气喧和，民脉多缓。
南极之地，四时皆夏，其气蒸炎，民脉多软。
西极之地，四时皆秋，其气清肃，民脉多劲。
北极之地，四时皆冬，其气凛冽，民脉多石。
东南卑湿，其脉软缓，居于高巅，亦西北也；西北高燥，其脉刚劲，居于污泽，亦东南也。南人北脉，取气必刚；北人南脉，取气必柔。东西不齐，可以类剖。

脉分五脏

肝脉弦，心脉钩，脾脉代，肺脉毛，肾脉石。

五脏平脉

肝脉来弱招招，如揭长竿末梢，曰肝平。招招，犹迢迢也。揭，高举也。高揭长竿，梢必和软，乃弦长而兼和缓之义也。

心脉来累累如连珠，如循琅玕，曰心平。连珠、琅玕，皆状其盛满流利，而无太过不及之弊也。

脾脉来和柔相离，如鸡践地，曰脾平。和柔者，悠扬之意。相离者，不模糊也。如鸡践地，喻其缓而不迫，胃气之妙也。

肺脉来厌厌聂聂，如落榆荚，曰肺平。厌厌聂聂，涩之象也。如落榆荚，毛之象也。轻浮和缓，平和之象也。

肾脉来喘喘累累如钩，按之而坚，曰肾平。喘喘也、累累也、如钩也，三者皆心脉之阳也；而济以沉石，则阴阳和平也。

五脏病脉

肝脉来盈实而滑，如循长竿，曰肝病。盈实而滑，弦之太过者也。长竿无梢，则失其和缓之意，此弦多胃少，故曰肝病。

心脉来喘喘连属，其中微曲，曰心病。喘喘连属，急数之象也。其中微曲，则犹未至于全曲，钩多胃少之象也。

脾脉来实而盈数，如鸡举足，曰脾病。实而盈数，如鸡之举足，虽不能如践地之和，亦不至如鸟距之疾，弱多胃少之象也。

肺脉来不上不下，如循鸡羽，曰肺病。不上不下，涩之象也。如循鸡羽，浮之象也。毛多胃少，肺金之病可见。

肾脉来如引葛，按之益坚，曰肾病。引葛者，牵连蔓引之意也。按之益坚，则石多胃少，肾病可见也。

五脏死脉

肝脉来急益劲，如新张弓弦，曰肝死。曰劲曰急，强急不和也，比之新张弓弦，但得弦点，绝无胃气矣，安得不死？

心脉来前曲后居，如操带钩，曰心死。前曲者，轻举而坚大也。后居者，重按之而牢实也。操带钩者，状其弹指之象也。但钩无胃，其死必矣。

脾脉来锐坚如鸟之喙，如鸟之距，如屋之漏，如水之流，曰脾死。鸟喙者，状其硬也。鸟距者，状其急也。屋漏者，乱也。水流者，散也。冲和之气全无，中州之官已绝矣。

肺脉来如物之浮，如风吹毛，曰肺死。如物之浮，则无根矣。如风吹毛，则散乱矣。但毛无胃，肺气绝矣。

肾脉来发如夺索，辟辟如弹石，曰肾死。索而曰夺，则互引而疾急矣。石而曰弹，则坚劲而无伦矣。但石无胃，故曰肾死。按：《难经·十五难》与《内经》每多异同，或《内经》所有而《难经》则缺，或《难经》所载而《内经》则无。然《难经》亦必以《内经》为宗主，不知何故异同？若此，学者当以《内经》为主，无多歧也。

五脏真脉

真脉，即死脉也。文有异同，义无差别，总之不见胃气之脉，但见本脏之脉，故曰真脉。

真肝脉至，中外急如循刀刃，责责❶然如按琴瑟弦。

真心脉至，坚而搏，如循薏苡子累累然。

真脾脉至，弱而乍数乍疏。

真肺脉至，大而虚，如毛羽中人肤。

真肾脉至，搏而绝，如指弹石辟辟然。

凡持真脏脉者，肝至悬绝，十八日死；心至悬绝，九日死；肺至悬绝，十二日死；肾至悬绝，七日死；脾至悬绝，四日死。

脉以胃气为本

春胃微弦曰平，弦多胃少曰肝病，但弦无胃曰死。

夏胃微钩曰平，钩多胃少曰心病，但钩无胃曰死。

长夏胃微软弱曰平，弱多胃少曰脾病，但弱无胃曰死。

秋胃微毛曰平，毛多胃少曰肺病，但毛无胃曰死。

冬胃微石曰平，石多胃少曰肾病，但石无胃曰死。

蔡氏曰：不大不小，不长不短，不滑不涩，不浮不沉，不疾不迟，应手中和，意思欣欣，悠悠扬扬，难以名状者，胃气脉也。

---

❶ 责责：急劲貌。

脉贵有神

东垣曰：有病之脉，当求其神。如六数七极，热也，脉中有力，即有神矣，为泄其热。三迟二败，寒也，脉中有力，即有神矣，为去其寒。若数极迟败，脉中不复有力，为无神也，而遽泄之去之，神将何依耶？故经曰：脉者，气血之先；气血者，人之神也。按王宗正曰：诊脉之法，当从心肺俱浮，肾肝俱沉，脾在中州。即王氏之说，而知东垣所谓'脉中有力'之中，盖指中央戊己土，正在中候也。胃气未散，虽数不至于极，迟不至于败，尚可图也。故东垣之所谓有神，即《内经》之所谓有胃气也。

神门脉

两手尺中，乃神门脉也。王叔和云：神门决断，两在关后；人无二脉，病死不救。详考其论肾之虚实，俱于尺中神门以后验之。盖水为天一之元，万物赖以资始者也。故神门脉绝，即是肾绝，先天之根本既绝，决无回生之日也。而《脉诀》谓为心脉者误矣。彼因心经有穴名曰神门，正在掌后兑骨之端，故错认耳！殊不知心在上焦，岂有候于尺中之理乎？

反关脉

脉不行于寸口，由列缺络入臂后，手阳明大肠经也。以其不正行于关上，故曰反关。必反其手而诊之，乃可见也。左手得之主贵，右手得之主富，左右俱反，富而且贵，男女皆然。

冲阳太溪

冲阳者，胃脉也。一曰跌阳，在足面大指间五寸，骨间动脉是也。凡病势危笃，当候冲阳以验其胃气之有无。盖土为万物之母，资生之本也。故《经》曰：冲阳绝，死不治。

太溪者，肾脉也。在足内踝后，跟骨上陷中动脉是也。凡病势危笃，当候太溪以验其肾气之有无。盖水为天一之元，资始之本也。故《经》曰：太溪绝，死不治。

男女脉异

朱丹溪曰：昔者轩辕使伶伦截嶰谷之竹，作黄钟律管，以候天地之节气。使岐伯取气口，作脉法，以候人之动气。故黄钟之数九分，气口之数亦九分，律管具而寸之数始形。故脉之动也，阳得九分，阴得一寸，吻合于黄钟。天不足西北，阳南而阴北，故男子寸盛而尺弱，肖乎天也；地不满东南，阳北而阴南，故女子尺盛而寸弱，肖乎地也。黄钟者，气之先兆，故能测天地之节候。气口者，脉之要会，故能知人命之死生。世之俗医，诵高阳生之妄作，欲以治病，其不杀人也几希！参黄子曰：男子以阳为主，故两寸脉常旺于尺，若两寸反弱，尺反盛者，肾气不足也。女子以阴为主，故两尺脉常旺于寸。若两尺反弱，寸反盛者，上焦有余也，不足固病，有余亦病，所谓过犹不及也。《脉经》曰：左大顺男，右大顺女。龙丘叶氏曰：脉者，天地之元性，故男女尺寸盛弱，肖乎天地，越人以为男生于寅，女生于申，三阳从天生，三阴从地长，谬之甚也。独丹溪惟本律法，混合天人而辟之，便千载之误，一旦昭然，岂不韪哉！

老少脉异

老弱之人，脉宜缓弱。若脉过旺者，病也。少壮之人，脉宜充实。若脉过弱者，病也。然犹有说焉，老人脉旺而非躁者，此天禀之厚，引年之叟也，名曰寿脉。若脉躁疾，有表无里，则为孤阳，其死近矣。壮者脉细而和缓，三部同等，此天禀之静，清逸之士也，名曰阴脉。若脉细小而劲直，前后不等，可与决死期矣。

脉无根有两说

以寸、关、尺三部言之，尺为根，关为干，寸为枝叶。若尺部无神，则无根矣。以浮、中、沉三候言之，沉候为根，中候为干，浮候为枝叶。若沉候不应，则无根矣。

女人脉法

阴搏阳别，谓之有子。谓尺中之阴脉搏大，与寸部之阳部迥别者，乃有子之象也。阴虚阳搏，谓之崩。阴血虚于下，则阳火亢于上。夫血为火迫，不得安其位，乃为崩漏。手少阴脉动甚者，妊子也。手少阴者，心脉也。动甚者，形如豆粒，急数有力也。心主血，血旺乃能成胎。心脉动甚，血旺之象，故当妊子。

滑伯仁曰：三部脉浮沉正等，无他病而不月者，为有妊也。得太阴脉为男，得太阳脉为女。太阴脉沉，太阳脉浮。左疾为男，右疾为女。俱疾，为生二子。尺脉左大为男，右大为女。左右俱大，产二子。

左手沉实为男，右手浮大为女。左右手俱沉实，猥生二男；左右手俱浮大，猥生二女。

左右尺俱浮，为产二男；不尔，则女作男生。谓一男一女之胎，女胎死而男胎生。左右尺俱沉，为产二女；不尔，则男作女生。

妇人阴阳俱盛，曰双躯。言左右两尺部俱大而有力也。若少阴微紧者，血即凝浊。经养不周，胎则偏夭，其一独死，其一独生。不去其死，害母失胎。

何以知怀子之且生也？岐伯曰：身有病而无邪脉也。有病，则腹痛拘急之类。无邪脉，谓无病脉也。妇人欲生，其脉离经，夜半觉，日中则生也。离经者，谓离于经常之脉，如昨小今大，昨涩今滑，昨浮今沉之类。夜半觉，日中生者，子午冲也。

妇人经断有躯，其脉弦者，后必大下，不成胎也。

弦者，肝脉也。肝主疏泄。今见弦，则肝脉太过，不能藏血也。

妇人尺脉微迟，为居经，月事三月一下。*微迟者，虚寒之诊也。居经犹云停经也，三月一下，为血不足也。*

妇人尺脉微弱而涩，少腹冷，恶寒，年少得之为无子，年大得之为绝产。

新产伤阴，出血不止，尺脉不能上关者，死。

小儿脉法

小儿五岁以下，未可诊寸、关、尺，惟看男左女右虎口。

食指第一节寅位，为风关，脉见易治；第二节卯位，为气关，脉见为病深，第三节辰位，为命关，脉见为命危。

色紫为热，色脉伤寒，色青惊风，色白疳疾。惟黄色隐隐，为常候也。色黑者多危。脉纹入掌为内钩，纹弯里为风寒，纹弯外为食积。

五岁以上，以一指取寸、关、尺三部，六至为和平，七八至为热，四五至为寒。

半岁以下，于额前眉端发际之间，以名、中、食三指候之。儿头在左，举右手候；儿头在右，举左手候。食指近发为上，名指近眉为下，中指为中。三指俱热，外感于风，鼻塞咳嗽。三指俱冷，外感于寒，内伤饮食，发热吐泻。食、中二指热，主上热下冷。名、中二指热，主夹惊。食指热，主食滞。

诸病宜忌

伤寒　未汗宜阳脉，忌阴脉。已汗宜阴脉，忌阳脉。

中风　宜浮迟，忌急数。

咳嗽　宜浮濡，忌沉伏。

喘急　宜浮滑，忌短涩。

水肿　宜浮大，忌沉细。

头痛　宜浮滑，忌短涩。

心痛　宜浮滑，忌短涩。

腹痛　宜沉细，忌弦长。

腹胀　宜浮大，忌沉小。

消渴　宜数大，忌虚小。

痿痹　宜虚濡，忌紧急。

癥瘕　宜沉实，忌虚弱。

癫狂　宜实大，忌沉细。

吐血　宜沉小，忌实大。

衄血　宜沉细，忌浮大。

脱血　宜阴脉，忌阳脉。

肠澼　宜沉小，忌数大。

下利　宜沉细，忌浮大。

霍乱　宜浮洪，忌微迟。

虚损　宜哭缓，忌细数。

堕伤　宜坚紧，忌小弱。

金疮　宜微细，忌紧数。

痈疽　宜微缓，忌滑数。

中恶　宜紧细，忌浮大。

中毒　宜洪大，忌微细。

新产　宜沉滑，忌弦紧。

带下　宜迟滑，忌急疾。

崩漏　宜微弱，忌实大。

蟹❶蚀　宜虚小，忌紧急。

怪　脉

雀啄　连三五至而歇，歇而再至，如雀啄食，脾绝也。

屋漏　良久一至，屋漏滴水之状，胃绝也。

弹石　从骨间劈劈而至，如指弹石，肾绝也。

解索　散乱如解绳索，精血竭绝也。

虾游　沉时忽一浮，如虾游，静中一跃，神魂绝也。

鱼翔　浮时忽一沉，譬鱼翔之似有似无，命绝也。

釜沸　如釜中水，火燃而沸，有出无入，阴阳气绝也。

---

❶ 蟹（nì 逆）：小虫。

七　诊

岐伯曰：察九候寸上浮中沉三候，关上浮中沉三候，尺上浮中沉三候，共得九候也。**独小者病，独大者病，独疾者病，独迟者病，独热者病，独寒者病，独陷下者病。**此言九候之中有独见之脉，而与他部不同，即按其部而知病之所在也。七者之中，既言独疾则主热矣，既言独迟则主寒矣，而又言独寒独热者，何也？必于阳部得洪实数滑之脉，故又言独热也。必于阴部得沉微迟涩之脉，故又言独寒也。独陷下者，沉伏而不起者也。**形肉已脱，九候虽调，犹死。**形肉脱者，大肉尽去也。脾主肌肉，为五脏之本，未有脾气脱而能生者。虽九候之中无独见之七诊，然终不免于死亡矣。**七诊虽见，九候皆从者不死。**从者，顺也。谓脉顺四时之令，顺五脏之常，及与病症为顺也。既得顺候，虽有独大、独小等脉，不至于死也。

必先问明然后诊脉

《素问·征四失》篇曰：诊病不问其始，忧患饮食之失节，起居之过度，或伤于毒，不先言此，卒持气口，妄言作名，为粗所穷，何病能中？此言不问其症之所由生，先与切脉，未免模糊揣度，必不能切中病情矣。

《素问·疏五过》篇云：凡未诊病者，必问尝贵后贱，虽不中邪，病从内生，名曰脱营。尝富后贫，名曰失精。脱营也、失精也，皆阴气之亏损也。贵者忽贱，富者忽贫，未免抑郁而气不舒畅，则血因以滞，久则新者不生，故言脱、言失矣。

愚按：古之神圣，未尝不以望、闻、问、切四者互相参考，审察病情。然必先望其气色，次则闻其音声，次则问其病源，次则诊其脉状，此先后之次第也。近世医者，既自附于知脉，而病家亦欲试其本领，遂绝口不言，惟伸手就诊，而医者遂强为揣摩。若揣摩偶合，则信为神奇；而揣摩不合，则薄为愚昧。噫嘻！此《内经》所谓妄言作名，为粗所穷也，如是而欲拯危起殆，何异欲入室而反闭门耶！王海藏云病人拱默，惟令切脉，试其知否。夫热则脉数，寒则脉迟，实则有力，虚则无力，可以脉知也。若得病之由，及所伤之物，岂能以脉知乎！故医者不可不问其由，病者不可不说其故。苏东坡曰：我有病状，必尽告医者，使其胸中了然，然后诊脉，则疑似不能惑也。我求愈疾而已，岂以困医为事哉！若二公之言，可以发愚蒙之聋聩矣。

持 脉 有 道

《素问·脉要精微论》曰：持脉有道，虚静为保。切脉之道，贵于精诚，嫌其扰乱，故必心虚而无杂想，身静而无言动，然后可以察脉之微妙而不失病情也。保者，不失也。若躁动不宁，瞻顾不定，轻言谈笑，乱说是非，不惟不能得脉中之巧，适足为旁观者鄙矣。

决 死 生

黄帝曰：决死生奈何？岐伯曰：形盛脉细，少气不足以息者危。身形肥盛，而脉形细弱，且少气不足以呼吸，则外有余而内不足，枝叶盛而根本拔也，故曰危殆。**形瘦脉大，胸中多气者死**。身形瘦削，而脉形洪大，且胸中多气者，阴不足而阳有余也。孤阳不生，故曰必死。**形气相得者生**。形盛者脉亦盛，形小者脉亦小，则形与脉相得矣。相得者，相合也。**参伍不调者病**。参伍者，数目也。言其至数不和匀，往来无常度，故知必病。**三部九候皆相失者死**。皆相失者，如应浮而沉，应大而小，违四时之度，失五脏之常矣。**上下左右之脉相应如参舂者病甚，上下左右相失不可数者死**。上下左右，即两手之三部九候也。参舂者，实大有力，如杵之舂，故曰病甚。若失其常度，至于急数而不可数，即八九至之绝脉也，安得不死？**中部之候相减者死**。众脏虽调，而中部之候独不及者，为根本败坏，安得生乎？

辨七表八里九道之非

戴起宗曰：脉不可以表里定名也。轩岐与越人、叔和，皆不言表里，《脉诀》窃叔和之名，妄立七表、八里、九道，为世大惑。夫脉之变化，从阴阳生，但可以阴阳对待而言，各从其数，岂可以一浮二芤为定序，而分七八九之名乎？大抵因浮而见者，皆为表；固沉而见者，皆为里，何拘七八九哉？

滑伯仁曰：脉之阴阳、表里，以对待而为名象也。高阳生之七表、八里、九道，盖穿凿矣。求脉之明，为脉之晦。

脉决死期 《素问·大奇论》

脉至浮合，浮合如数，一息十至以上，是经气予不足也。微见九十日死。浮合者，如浮萍之合，有表而无里也。如数者，似数而非数热之阳脉也，是经气衰极也。微见者，初见也。初见此脉，便可决其九十日而死。时季更易，天道变而人气从之也。十至当作七至。若果十至，则为绝脉，死在旦夕已，岂待九十日哉？故知错误无疑矣。

脉至如火薪然，是心精之予夺也，草干而死。脉如火然，是洪大之极也。但见本脏之脉，无胃气以和之，则知心精之已夺矣。夏为本令，犹未遽绝；至秋深而草干阳肃之候也。

脉至如散叶，是肝气予虚也，木叶落而死。如散叶者，浮飘无根也。肝木大虚，违其沉弦之常矣。秋风动而木叶落，金旺则木绝，故死。

脉至如省客，省客者脉塞而鼓，是肾气予不足也，悬去枣华而死。省者，禁也，故天子以禁中为省中。塞者，沉而不利也。鼓者，搏而有力也。伏藏于内而鼓搏，正如禁宾客而不见。独居于内而恣肆也，故曰如省客也。是肾阴不宁之故也。枣华去，则当长夏也。土旺水败，肾虚者不能支矣。

脉至如丸泥，是胃精予不足也，榆荚落而死。丸泥者，弹丸也。滑动有力，冲和之气荡然矣。春深而榆荚始落，木令方张，弱土必绝。

脉至如横格，是胆气予不足也，禾熟而死。横格者，如横木之格也。且长且坚，东方之真脏脉见矣。禾熟于秋，金令乘权，木安得不败。

脉至如弦缕，是胞精予不足也，病善言，下霜而死，不言，可治。弦缕者，如弦之急，如缕之细也。胞者，心包络也。言者，心声也。火过极而神明无以自持，则多言不休也。夫脉细则反其洪大之常，善言则丧其神明之守，方霜下而水帝司权，火当绝矣。

脉至如交漆，交漆者左右傍至也，微见三十日死。交漆者，泻漆也。左右傍至者，或左或右，不由正道也。微见此脉，以一月为期，必不禄矣。

脉至如涌泉，浮鼓肌中，太阳气予不足也，少气味，韭英而死。涌泉者，如泉之涌，浮鼓于肌肉之上，而乖违其就下之常，膀胱衰竭，阴精不能上奉，故少气耳。韭英新发，木帝当权，则水官谢事矣。

脉至如颓土之状，按之不得，是肌气予不足也，五色先见黑，白垒发而死。虚大无根，按之即不可得见，颓土之状也。肌气，即脾气，脾主肌肉也。黑为水色，土虚而水无所畏，反来乘之也。垒即蔂也，即蓬蔂也。蔂有多类，而白者发于春，当木旺之时，土安得不败？

脉至如悬雍，悬雍者浮揣切之益大，是十二俞之予不足也，水凝而死。悬雍者，喉间下垂之肉也。浮揣而极大，即知重按之而必空矣。浮短者，孤阳亢极之象也。十二俞，即五脏六腑十二经之所系也。水凝为阴盛之候，而孤阳有不绝者乎？

脉至如偃刀，偃刀者浮之小急，按之坚大急，五脏菀热，寒热独并于肾也，其人不得坐，立春而死。浮之小急，如刀口也。按之坚大急，即刀背也。菀者，积结也。五脏结热，故发寒热也，阳旺则阴消，故独并于肾也。腰者，肾之府。肾虚则不能起坐。迫立春而阳气用事，阴日以衰，安得不死？

脉至如丸滑不直手，不直手者按之不可得也，是大肠气予不足也，枣叶生而死。如丸者，短也。短而无根，大肠之金伤也。枣叶初生，新夏火旺，衰金从此逝矣。

脉至如华者，令人善恐，不欲坐卧，行立常听，是小肠气予不足也，季秋而死。华者，草木之花也，在枝叶而不在根株，乃轻浮而虚也。小肠之气通于心经，善恐、不欲坐卧者，心神怯而不宁也。行立常听者，恐惧多而生疑也。丙火墓于戌，故当季秋死。

奇经八脉

督脉　尺寸中央俱浮，直上直下。

按：洁古云：督者，都也，为阳脉之都纲。其脉起于下极之俞，并于脊里，上至巅，极于上齿缝中龈交穴。其为病也，主外感风寒之邪。《内经》以为实则脊强，虚则头重。王叔和以为腰脊强痛，不得俯仰，大人癫病，小儿风痫。尺、寸、中央三部皆浮，且直上直下，为弦长之象，故主外邪。

任脉　寸口脉紧细实长至关。又曰：寸口边丸丸。

按：任脉起于中极之下，循腹上喉，至下龈交，极于目下承泣穴，为阴脉之都纲。其为病也，男子内结七疝，女子带下瘕聚。王叔和亦以为少腹绕脐引阴中痛。又曰：寸口丸丸主腹中有气如指上抢心，俯仰拘急。紧细实长者，中寒而气结也。寸口丸丸，即动脉也。状如豆粒，厥厥摇动，故主气上冲心。

冲脉　尺寸中央俱牢，直上直下。

按：冲脉起于气街（在少腹毛中两旁各二寸），侠脐左右上行，至胸中而散，为十二经之根本，故称经脉之海，亦称血海。《灵枢》云：冲脉血盛，则渗灌皮肤，生毫毛。女子数脱血，不荣其口唇，故髭须不生。宦者去其宗筋，伤其冲脉，故须亦不生。越人曰：冲脉为病，逆气而里急。东垣曰：凡逆气上冲，或兼里急，或作燥热，皆冲脉逆也。宜补中益气汤加知、柏。王叔和曰：冲督用事，则十二经不复朝于寸口，其人若恍惚狂痴。冲脉与督脉无异，但督脉浮而冲脉沉耳！

阳跷脉　寸部左右弹。

按：阳跷脉起于跟中，上外踝，循胁上肩，夹口吻，至目，极于耳后风池穴。越人曰：阳跷为病，阴缓而阳急。王叔和注云：当从外踝以上急，内踝以上缓。又曰：寸口脉前部左右弹者，阳跷也，苦腰背痛，癫痫僵仆，恶风，偏枯，痟痹体强。左右弹，即紧脉之象。（痟音顽，麻木也。）

阴跷脉　尺部左右弹。

按：阴跷脉起于跟，上内踝，循阴，上胸至咽，极于目内眦睛明穴。越人曰：阴跷为病，阳缓而阴急。王叔和注曰：当从内踝以上急，外踝以上缓。又曰：寸口脉后部左右弹者，阴跷也，苦癫痫寒热，皮肤淫痹，少腹痛，里急，腰及髋窌下连阴痛，男子阴疝，女下漏下。张洁古云：跷者，捷疾也。二跷之脉起于足，使人跷捷也。阳跷在肌肉之上，阳脉所行，通贯六腑，主持诸表。阴跷在肌肉之下，阴脉所行，通贯五脏，主持诸里。

带脉　关部左右弹。

按：带脉起于季胁，围身一周，如束带然。越人曰：带之为病，腹满，腰溶溶如坐水中。（溶溶，缓纵之貌。）《明堂》曰：女人少腹痛，里急瘕疝，月事不调，赤白带下。杨氏曰：带脉总束诸脉，使不妄行，如人束带而前垂。此脉若固，则无带下、漏经之症矣。

阴维脉　尺外斜上至寸。

按：阴维脉起于诸阴之交，发于内踝上五寸，循股、入小腹，循胁上胸，至顶前而终。叔和曰：若癫痫僵仆失音，肌肉痹痒，汗出恶风，身洗洗然也。又曰：阴维脉沉大而实，主胸中痛，胁下满，心痛。脉如贯珠者，男子胁下实，腰中痛，女子阴中痛，如有疮。

阳维脉　尺内斜上至寸。

按：阳维脉起于诸阳之会，发于足外踝下一寸五分，循膝，上髀厌，抵少腹，循头入耳，至本神而止。叔和云：苦肌肉痹痒，皮肤痛，下部不仁，汗出而寒，颠仆羊鸣，手足相引，甚者不能言。洁古云：卫为阳，主表。阳维受邪，为病在表，故苦寒热。营为阴，主里。阴维受邪，为病在里，故苦心痛。阴阳相维，则营卫和谐，营卫不谐，则怅然失志，不能自收持矣。

李时珍曰：人身有经脉络脉，直行曰经，旁支曰络。经凡十二，手之三阴三阳，足之三阴三阳是也。络凡十五，乃十二经各有一别络，而脾又有一大络，并任、督二络，为十五也。共二十七气，相随上下，如泉之流，不得休息。阴脉营于五脏，阳脉营于六腑，阴阳相贯，如环无端。其流溢之气，入于奇经，转相灌溉。奇经凡八脉，不拘制于十二正经，无表里配合，故谓之奇。盖正经犹沟渠，奇经犹河泽；正经之脉隆盛，则溢于奇经。故秦越人比之天雨沟渠溢满，滂沛河泽。此《灵》、《素》未发之旨也。又曰：阳维起于诸阳之会，由外踝而上行于卫分；阴维起于诸阴之交，由内踝而上行于营分；所以为一身之纲维也。阳跷起于跟中，循外踝上行于身之左右；阴跷起于跟中，循内踝上行于身之左右，所以使机关之跷捷也。督脉起于会阴，循背而行于身之后，为阳脉之总督，故曰阳脉之海。任脉起于会阴，循腹而行于身之前，为阴脉之承任，故曰阴脉之海。冲脉起于会阴，夹脐而行，直冲于上，为诸脉之冲要，故曰十二经脉之海。带脉则横围于腰，状如束带，所以总约诸脉者也。是故阳维主一身之表，阴维主一身之里，以乾坤言也；阳跷主一身左右之阳，阴跷主一身左右之阴，以东西言也；督脉主身后之阳，任、冲主身前之阴，以南北言也；带脉横束诸脉，以六合言也。

张紫阳云：冲脉在风府穴下，督脉在脐后，任脉在脐前，带脉在腰，阴跷脉在尾闾前、阴囊下，阳跷脉在尾闾后二节，阴维脉在顶前一寸三分，阳维脉在顶后一寸三分。凡人有此八脉，俱属阴神，闭而不开，惟神仙以阳气冲开，故能得道。八脉者，先天大道之根，一炁之祖，采之惟在阴跷为先，此脉才动，诸脉皆通。阴跷一脉，散在丹经，其名颇多，曰天根，曰死户，曰复命关，曰生死根。有神主之，名曰桃康，上通泥丸，下彻涌泉，倘能知此，使真气聚散，皆从此关窍，则天门常开，地户永闭，尻脉周流于一身，和炁自然上朝，阳长阴消，水中火发，雪里花开，身体轻健，容衰返壮，昏昏默默，如醉如痴。要知西南之乡，在坤地尾闾之前，膀胱之后，小肠之下，灵龟之上，乃天地逐日所生。炁根，产铅之地也。

卷　下

叔和《脉经》止论二十四种，若夫长、短二脉，缺而不载；牢、革二脉，混而不分；更有七至名极，即为疾脉，是指下恒见者，又何可废乎？共得二十八脉，缕析而详为之辨，稍挟疑混者，悉简其讹，从来晦蚀之义，今始得而昭明，然皆考据典章，衷极理要，终不敢以凭臆之说，罔乱千秋也。

浮　脉 *阳*

体象　浮在皮毛，如水漂木，举之有余，按之不足。

主病　浮脉为阳，其病在表。寸浮伤风，头疼鼻塞。左关浮者，风在中焦；右关浮者，风痰在膈。尺部得浮，下焦风客，小便不利，大便秘涩。

兼脉　无力表虚，有力表实。浮紧风寒，浮迟中风，浮数风热，浮缓风湿，浮芤失血，浮短气病，浮洪虚热，浮虚暑惫，浮涩血伤，浮濡气败。

按：浮之为义，如木之浮水面也。浮脉法天，轻清在上之象，在卦为乾，在时为秋，在人为肺。《素问》曰：其气来，毛而中央坚，两傍虚，此谓太过，病在外；其气来，毛而微，此谓不及，病在中。又曰：太过则气逆而背痛，不及则喘，少气而咳，上气见血。又曰：肺脉厌厌聂聂，如落榆荚，曰肺平。肺脉不上不下，如循鸡羽，曰肺病。肺脉来，如物之浮，如风吹毛，曰肺死。王叔和云：举之有余，按之不足。最合浮脉之义。黎氏以为如捻葱叶，则混于芤脉矣。崔氏云：有表无里，有上无下，则脱然无根，又混于散脉矣。伪诀云：寻之如太过，是中候盛满，与浮之名义有何干涉乎？须知浮而盛大为洪，浮而软大为虚，浮而柔细为濡，浮而弦芤为革，浮而无根为散，浮而中空为芤，毫厘疑似之间，相去便已千里，可不细心体认哉？寸、关、尺俱浮，直上直下，或癫或痫，腰背强痛，不可俯仰，此督脉为病也。夫肺脏职掌秋金，天地之气，至秋而降，且金性重而下沉，何以与浮脉相应耶？不知肺金虽沉，然所主者实阳气也，况处于至高，为五脏六腑之华盖，轻清之用，与乾天合德，故与浮脉相应耳！

沉　脉 阴

体象　沉行筋骨，如水投石，按之有余，举之不足。

主病　沉脉为阴，其病在里。寸沉短气，胸痛引胁，或为痰饮，或水与血。关主中寒，因而痛结，或为满闷，吞酸筋急。尺主背痛，亦主腰膝，阴下湿痒，淋浊痢泄。

兼脉　无力里虚，有力里实。沉迟痼冷，沉数内热，沉滑痰饮，沉涩血结，沉弱虚衰，沉牢坚积，沉紧冷疼，沉缓寒湿。

按：沉之为义，如石之沉于水底也。沉脉法地，重浊在下之象，在卦为坎，在时为冬，在人为肾。黄帝曰：冬脉如营，何如而营？岐伯对曰：冬脉，肾也，北方之水也，万物所以含藏，其气来沉以埵，故曰营。其气如弹石者，此为太过，病在外；令人解㑊，脊脉痛而少气不欲言。其气如数者，此谓不及，病在中，令人心悬如饥，胻中清，脊中痛，小腹痛，小便黄赤。又曰：脉来，喘喘累累如钩，按之而坚，曰肾平，冬以胃气为本。脉如引葛，按之益坚，曰肾病。脉来发如夺索，辟辟如弹石，曰肾死。杨氏曰：如绵裹砂，内刚外柔。审度名义，颇不相戾。伪诀妄曰：缓度三关，状如烂绵。则是弱脉而非沉脉矣。若缓度三关，尤不可晓。沉而细埵为弱脉，沉而弦劲为牢脉，沉而着骨为伏脉。刚柔浅深之间，宜熟玩而深思也。

夫肾之为脏，配坎应冬，万物蛰藏，阳气下陷，烈为雪霜，故其脉主沉阴而居里。若误与之汗，则如蛰虫出而见霜；误与之下，则如飞蛾入而见汤。此叔和入理之微言，后世之司南也。

迟　脉_阴

体象　迟脉属阴，象为不及，往来迟慢，三至一息。

主病　迟脉主脏，其病为寒。寸迟上寒，心痛停凝。关迟中寒，癥结挛筋。尺迟火衰，溲便不禁，或病腰足，疝痛牵阴。

兼脉　有力积冷，无力虚寒。浮迟表冷，沉迟里寒，迟涩血少，迟缓湿寒，迟滑胀满，迟微难安。

按：迟之为义，迟滞而不能中和也。脉以一息四至为和平，若一息三至，则迟而不及矣。阴性多滞，故阴寒之症，脉必见迟也。譬如太阳隶于南陆,则火度而行数;隶于北陆,则水度而行迟。即此可以征阴阳迟速之故矣。伪诀云:重手乃得。是沉脉而非迟矣。又云:状且难,是涩脉而非迟矣。一息三至,甚为分明,而误云隐隐,是微脉而非迟矣。迟而不流利,则为涩脉;迟而歇止,则为结脉;迟而浮大且软,则为虚脉。至于缓脉,绝不相类。夫缓以脉形之宽纵得名,迟以至数之不及为义,故缓脉四至,宽缓和平,迟脉三至,迟滞不前,然则二脉迥别,又安足溷哉?以李濒湖之通达,亦云小快于迟作缓持,以至数论缓脉,是千虑之一失也。

王叔和曰:一呼一至曰离经;二呼一至曰夺精;三呼一至曰死;四呼一至曰命绝;此损之脉也。一损,损于皮毛;二损,损于血脉;三损,损于肌肉;四损,损于筋;五损,损于骨。是知脉之至数愈迟,则症之阴寒益甚矣。

数　脉^阳

体象　数脉属阳,象为太过,一息六至,往来越度。

主病　数脉主腑,其病为热。寸数喘咳,口疮肺痈。关数胃热,邪火上攻。尺为相火,遗浊淋癃。

兼脉　有力实火,无力虚火。浮数表热,沉数里热;阳数君火,阴数相火;右数火亢,左数阴戕。

按:数之为义,躁急而不能中和也。一呼脉再动,气行三寸,一吸脉再动,气行三寸,呼吸定息,气行六寸。一昼一夜,凡一万三千五百息,当五十周于身,脉行八百一十丈,此经脉周流恒常之揆度也。若一息六至,岂非越其常度耶!火性急速,故阳盛之症,脉来必数也。伪诀立七表、八里而独遗数脉,止歌于心脏,此其过非浅鲜也。数而弦急,则为紧脉。数而流利,则为滑脉。数而有止，则为促脉。数而过极，则为疾脉。数如豆粒，则为动脉。古人云：脉书不厌千回读，熟读深思理自知。只如相类之脉，非深思不能辨别，非熟读不能谙识也。王叔和云：一呼再至曰平，三至曰离经，四至曰夺精，五至曰死，六至曰命绝。此至之脉也。乃知脉形愈数，则受症愈热矣。肺部见之，为金家贼脉；秋月逢之，为克令凶征。

滑　脉 阳中之阴

体象　滑脉替替，往来流利，盘珠之形，荷露之义。

主病　滑脉为阳，多主痰液。寸滑咳嗽，胸满吐逆。关滑胃热，壅气伤食。尺滑病淋，或为痢积，男子溺血，妇人经郁。

兼脉　浮滑风痰，沉滑痰食，滑数痰火，滑短气塞。滑而浮大，尿则阴痛；滑而浮散，中风瘫缓；滑而冲和，娠孕可决。

按：滑之为言，往来流利而不涩滞也。阴气有余，故脉来流利如水。夫脉者，血之府也。血盛则脉滑，故肾脉宜之。张仲景以翕奄沉为滑，而人莫能解。盖翕者，浮也。奄者，忽也。谓忽焉而浮，忽焉而沉，摹写往来流利之状，极为曲至也。伪诀云：按之即伏，三关如珠，不进不退。与滑之名义，殊属支离。曰伏，曰不进不退，尤为怪诞。王叔和以关滑为胃家有热，伪诀以关滑为胃家有寒，叔和以尺滑为下焦蓄血，伪诀以尺滑为脐下如冰，何相反悖谬一至此乎？又考叔和云与数相似，则滑必兼数；而李时珍以滑为阴气有余，是何其不相合耶？或当以浮沉尺寸为辨耳。滑脉为阳中之阴，以其形兼数也，故为阳；以其形如水也，故为阳中之阴。大抵兼浮者毗于阳，兼沉者毗于阴，是以或热或寒，古无定称也。衡之以浮沉,辨之以尺寸,庶无误耳!

涩　脉 阴

体象　涩脉蹇滞,如刀刮竹,迟细而短,三象俱足。

主病　涩为血少,亦主精伤。寸涩心痛,或为怔忡。关涩阴虚,因而中热;右关土虚,左关胁胀。尺涩遗淋,血利可决;孕为胎病,无孕血竭。

兼脉　涩而坚大,为有实热。涩而虚软,虚火炎灼。

按:涩者,不流利、不爽快之义也。《内经》曰参伍不调,谓其凝滞而至数不和匀也。《脉诀》以轻刀刮竹为喻者,刀刮竹则阻滞而不滑也。通真子以如雨沾沙为喻者,谓雨沾金石,则滑而流利;雨沾沙土,则涩而不流也。李时珍以病蚕食叶为喻者,谓其迟慢而艰难也。伪诀云指下寻之似有,举之全无,则是微脉而非涩脉也。王叔和谓其一止复来,亦有疵病。盖涩脉往来迟难,有类乎止,而实非止也。又曰:细而迟,往来难,且散者,乃浮分多而沉分少,有类乎散而实非散也。须知极软似有若无为微脉,浮而且细且耎为濡脉,沉而且细且耎为弱脉,三者之脉,皆指下模糊而不清爽,有似乎涩而实有分别也。肺之为脏,气多血少,故右寸见之,为合度之诊。肾之为脏,专司精血,故左尺见之,为虚残之候。不问男妇,凡尺中沉涩者,必艰于嗣,正血少精伤之故。如怀子而得涩脉,则血不足以养胎。如无孕而得涩脉,将有阴衰髓竭之忧。

大抵一切世间之物,濡润者则必滑,枯槁则必涩。故滑为痰饮,涩主阴衰,理有固然,无可疑者。

虚 脉 _阴

体象　虚合四形,浮大迟耎,及乎寻按,几不可见。

主病　虚主血虚,又主伤暑。左寸心亏,惊悸怔忡;右寸肺亏,自汗气怯。左关肝伤,血不营筋;右关脾寒,食不消化。左尺水衰,腰膝痿痹;右尺火衰,寒症蜂起。

按:虚之为义,中空不足之象也,专以耎而无力得名也。王叔和云:虚脉,迟大而耎,按之豁豁然空。此言最为合义。虽不言浮字,而曰按之豁然空,则浮字之义已包含具足矣。崔紫虚以为形大力薄,其虚可知。但欠迟字之义耳!伪诀云:寻之不足,举之有余,是浮脉而非虚脉矣。浮以有力得名,虚以无力取象。有余二字,安可施之虚脉乎?杨仁斋曰:状为柳絮,散慢而迟。滑伯仁曰:散大而耎。二家之言,俱是散脉而非虚脉矣。夫虚脉按之虽耎,犹可见也;散脉按之绝无,不可见也。虚之异于濡者,虚则迟大而无力,濡则细小而无力也。虚之异于芤者,虚则愈按而愈软,芤则重按而仍见也。王叔和《脉经》曰:血虚脉虚,而独不言气虚者,何也?气为阳,主浮分,血为阴,主沉分;今浮分大而沉分空,故独主血虚耳!

夫虚脉兼迟,迟为寒象,大凡症之虚极者必挟寒,理势然也。故虚脉行于指下,则益火之原,以消阴翳,可划然决矣。更有浮取之而且大且数,重按之而豁然如无,此名内真寒而外假热,古人以附子理中汤冰冷与服,治以内真热而外假寒之剂也。

实　　脉阳

体象　实脉有力，长大而坚，应指愊愊❶，三候皆然。

主病　血实脉实，火热壅结。左寸心劳，舌强气涌；右寸肺病，呕逆咽疼。左关见实，肝火胁痛；右关见实，中满气疼。左尺见之，便闭腹疼；右尺见之，相火亢逆。

兼脉　实而且紧，寒积稽留。实而且滑，痰凝为祟。

按：实之为义，邪气盛满，坚劲有余之象也。既大矣而且兼长，既长大矣而且有力，既长大有力矣，而且浮、中、沉三候皆然，则诸阳之象，莫不毕备焉。见此脉者，必有大邪大热，大积大聚，故叔和《脉经》云：实脉，浮沉皆得，脉大而长，微弦，应指愊愊然。又曰：血实脉实。又曰：脉实者，水谷为病。又曰：气来实强，是谓太过。由是测之，则但主实热，不主虚寒，较若列眉❷矣。故叔和有尺实则小便难之说。乃伪诀谬以尺实为小便不禁。奈何与叔和适相反耶？又妄谓如绳应指来，则是紧脉而非实脉之象矣。夫紧脉之与实脉，虽相类而实相悬。但紧脉弦急如切绳，而左右弹人手；实脉则且大且长，三候皆有力也。紧脉者热为寒束，故其象绷急而不宽舒；实脉者邪为火迫，故其象坚满而不和柔。以症合之，以理察之，不可混淆。

---

❶　愊愊（bì 壁）：郁结貌。
❷　列眉：两眉对列，谓真切无疑。

又按：张洁古惑于谬诀实主虚寒之说，而遂以姜、附施治，甚不可为训也。或实脉而兼紧者，庶乎相当。苟非紧脉，而大温之剂施予大热之人，其不立毙者几希矣！以洁古之智，当必是兼紧之治法无疑耳。

长　脉 阳

体象　长脉迢迢，首尾俱端，直上直下，如循长竿。

主病　长主有余，气逆火盛。左寸见长，君火为病；右寸见长，满逆为定。左关见长，木实之殃；右关见长，土郁胀闷。左尺见之，奔豚冲兢❶；右尺见之，相火专令。

按：长之为义，首尾相称，往来端直也。在时为春，在卦为震，在人为肝。肝主春生之令，天地之气至此而发舒，脉象应之，故得长脉也。《内经》云：长则气治。李月池曰：心脉长者，神强气壮；肾脉长者，蒂固根深。皆言平脉也。如上文主病云云，皆言病脉也。《内经》云：肝脉来，软弱招招，如揭长竿末梢，曰肝平。肝脉来盈实而滑，如循长竿，曰肝病。故知长而和缓，即合春生之气，而为健旺之征；长而硬满，即属火亢之形，而为疾病之应也。旧说过于本位，名为长脉，久久审度，而知其必不然也。寸而上过，则为溢脉，寸而下过，则为关脉；关而上过，则属寸脉，关而下过，则属尺脉；尺而上过，则属关脉，尺而下过，则为覆脉。由是察之，然则过于本位，理之所必无。惟其状如长竿，则直上直下，首尾相应，非若他脉之上下参差，首尾不均。凡实、牢、弦、紧四脉，皆

---

❶ 兢：强劲。

兼长脉，故古人称长主有余之疾，岂虚语哉。

短 脉*阴*

体象 短脉涩小，首尾俱俯，中间突起，不能满部。

主病 短主不及，为气虚症。短居左寸，心神不定；短见右寸，肺虚头痛。短在左关，肝气有伤；短在右关，膈间为殃。左尺短时，少腹必疼；右尺短时，真火不隆。

按：短之为象，两头沉下，而中间独浮也。在时为秋，在人为肺。肺应秋金，天地之气至是而收敛，人身一小天地，故蓄纳之象相应，而短脉见也。《内经》曰：短则气病。盖以气属阳，主乎充沛，若短脉独见，气衰之确兆也。然肺为主气之脏，偏与短脉相应，则又何以说也？《素问》曰：肺之平脉，厌厌聂聂，如落榆英。则短中自有和缓之象，气仍治也。若短而沉且涩，而谓气不病可乎？高阳生以短脉为中间有，两头无，为不及本位。常衷之以至理，而知其说不能无弊也。盖夫脉以贯通为义，一息不运，则机缄穷，一毫不续，则穹壤判，岂有断绝不通之理哉？假使上不贯通，则为阳绝，下不贯通，则为阴绝。而戴同父云短脉只当见于尺寸，若关中见短，是上不通寸为阳绝，下不通尺为阴绝。据同父之说，极为有见。然尺与寸可短，依然落于阳绝阴绝矣，殊不知短脉非两头断绝。特两头俯而沉下，中间突而浮起，仍是贯通者也。叔和云：应指而回，不能满部。亦非短脉之合论矣。

李时珍曰：长脉属肝，宜于春；短脉属肺，宜于秋。但诊肺、肝，则长、短自见。故知非其时、非其部，则为病脉矣。

洪　脉 _阳

体象　洪脉极大，状如洪水，来盛去衰，滔滔满指。

主病　洪为盛满，气壅火亢。左寸洪大，心烦舌破；右寸洪大，胸满气逆。左关见洪，肝木太过；右关见洪，脾土胀热。左尺洪兮，水枯便难；右尺洪兮，龙火燔灼。

按：洪脉，即大脉也。如尧时洪水之洪，喻其盛满之象。在卦为离，在时为夏，在人为心。时当朱夏，天地之气酣满畅达，脉者得气之先，故应之以洪。洪者，大也，以水喻也。又曰钩者，以木喻也。夏木繁滋，枝叶敷布，重而下垂，故如钩也。钩即是洪，名异实同。《素问》以洪脉为来盛去衰，颇有微旨。大抵洪脉，只是根脚阔大，却非坚硬。若使大而坚硬，则为实脉而非洪脉矣。《内经》谓大则病进，亦以其气方张也。黄帝问曰：夏脉如钩，何如而钩？岐伯曰：夏脉心也，南方火也，万物所以盛长也。其气来盛去衰，故曰钩。反此者病。黄帝曰：何如而反？岐伯曰：其气来盛去亦盛，此谓太过，病在外；其气来不盛去反盛，此谓不及，病在中。太过则令人身热而肤痛，为浸淫；不及则令人烦心，上见咳吐，下为气泄。王叔和云：夏脉洪大而散，名曰平脉。反得沉濡而滑者，是肾之乘心，水之克火为贼邪，死不治。反得大而缓者，是脾之乘心，子之扶母，为实邪，虽病自愈。反得弦细而长者，是肝之乘心，母之归子，为虚邪，虽病易治。反得浮涩而短者，是肺之乘心，金之凌火，为微邪，虽病即瘥。凡失血、下利、久嗽、久病之人，俱忌洪脉。《经》曰：形瘦脉大多气者，死。可见形症不与脉合者，均非吉兆。

微　脉*阴*

体象　微脉极细，而又极软，似有若无，欲绝非绝。

主病　微脉模糊，气血大衰。左寸惊怯，右寸气促。左关寒挛，右关胃冷。左尺得微，髓竭精枯；右尺得微，阳衰命绝。

按：微之为言，无也。其象极细极软，古人以尘与微并称，便可想见其细软之极矣。张仲景曰：瞥瞥如羹上肥，状其软而无力也。萦萦如蛛丝，状其细而难见也。所以古人言其似有若无，欲绝非绝。惟斯八字，可为微脉传神。每见脉之细者，辄以细微二字并称，何言之不审耶？轻取之如无，故曰阳气衰；重按之而欲绝，故曰阴气竭。长病得之，多不可救，谓正气将次灭绝也；卒病得之，犹或可生，谓邪气不至深重也。李时珍云：微主久虚血弱之病，阳微则恶寒，阴微则发热。自非峻补，难可回春。

按：算数者以十微为一忽，十忽为一丝，十丝为一毫，十毫为一厘。由是推之，则一厘之少，分而为万，方始名微，则微之渺小盖可知已。

细　脉*阴*

体象　细直而软，累累萦萦，状如丝线，较显于微。

主病　细主气衰，诸虚劳损。细居左寸，怔忡不寐；细在右寸，呕吐气怯。细入左关，肝阴枯竭；细入右关，胃虚胀满。左尺若细，泄痢遗精；右尺若细，下元冷惫。

按：细之为义，小也，细也，状如丝也。微脉则模糊而难见，细脉则显明而易见，故细比于微稍稍较大也。伪诀乃云极细，则是微脉而非细脉矣。《脉经》云：细为血少气衰，有此症则顺，无此症则逆。故吐利、失血，得沉细者生。忧劳过度之人，脉亦多细，为自戕其气血也。春夏之令，少壮之人，俱忌细脉，谓其不与时合，不与形合也。秋冬之际，老弱之人，不在禁例。

大抵细脉、微脉，俱为阳气衰残之候。《内经》曰：气主煦之。非行温补，何以复其散失之元乎？尝见虚损之人，脉已细而身常热，医者不究其原，而以凉剂投之，何异恶醉而强酒？遂使真阳散败，饮食不进，上呕下泄，是速之使毙耳！《素问》云：壮火食气。少火生气。人非此火，无以运行三焦，熟腐五谷。未彻乎此者，安足以操司命之权哉？然虚劳之脉，细数不可并见，并见者死。细则气衰，数则血败，气血交穷，短期将至，虽和缓调治，亦无回生之日矣。

濡　脉　*阴中之阳*

体象　濡脉细软，见于浮分，举之乃见，按之即空。

主病　濡主阴虚，髓竭精伤。左寸见濡，健忘惊悸；右寸见濡，腠虚自汗。左关逢之，血不营筋；右关逢之，脾虚湿侵。左尺得濡，精血枯损；右尺得之，火败命垂。

按：濡之为名，即软之义也，必在浮候见其细软。在中候沉候，不可得而见也。王叔和比之帛浮水面，李时珍比之水上浮沤，皆曲状其随手而没之象也。《脉经》言轻手相得，按之无有。伪诀反言按之似有举还无，是弱脉而非濡脉矣。濡脉之浮软，与虚脉相类，但虚脉形大，而濡脉形小也。濡脉之细小，与弱脉相类，但弱在沉分，而濡在浮分也。濡脉之无根，与散脉相类，但散脉从浮大而渐至于沉绝，濡脉从浮小而渐至于不见也。从大而至无者，为全凶之象；从小而至无者，为吉凶相半也。

浮主气分，浮举之而可得，气犹未败；沉主血分，沉按之而全无，血已伤残。在久病老年之人见之，尚未至于必绝，为其脉与症合也。若平人及少壮暴病见之，名为无根脉，去死不远矣。

弱　脉阴

体象　弱脉细小，见于沉分，举之则无，按之乃得。

主病　弱为阳陷，真气衰弱。左寸心虚，惊悸健忘；右寸肺虚，自汗短气。左关木枯，必苦挛急；右关土寒，水谷之疴。左尺弱形，涸流可征；右尺若见，阳陷可验。

按：弱之为义，沉而细小之候也。叔和《脉经》云：弱脉，极耎而沉细，按之乃得，举手无有。何其详且明也。伪诀反为弱脉轻手乃得，是濡脉之形，而非弱脉之象矣。夫浮以候阳，阳主气分，浮取之而如无，则阳气衰微，确然可据。夫阳气者，所以卫外而为固者也，亦所以运行三焦，熟腐五谷者也。弱脉呈形，而阴霾已极，自非见觋❶而阳何以复耶？《素问》云：脉弱以滑，是有胃气。脉弱以涩，是为久病。愚谓弱堪重按，阴犹未绝。若兼涩象，则气血交败，生理灭绝矣。仲景云：阳陷入阴，当恶寒发热。久病及年衰见之，犹可维持；新病及少壮得之，不死安待？柳氏曰：气虚则脉弱，寸弱阳虚，尺弱阴虚，关弱胃虚。

紧　脉 *阴中之阳*

体象　紧脉有力，左右弹人，如绞转索，如切紧绳。

主病　紧主寒邪，亦主诸痛。左寸逢紧，心满急痛；右寸逢紧，伤寒喘嗽。左关、人迎，浮紧伤寒；右关、气口，沉紧伤食。左尺见之，脐下痛极；右尺见之，奔豚疝疾。

兼脉　浮紧伤寒，沉紧伤食。急而紧者，是为遁尸。数而紧者，当主鬼击。

按：紧者，绷急而兼绞转之形也。古称热则筋纵，寒则筋急。此惟热郁于内，而寒束于外，故紧急绞转之象，征现于脉耳！《素问》曰往来有力，左右弹人手，则刚劲之概可鞠。夫寒者，北方刚劲肃杀之气，故紧急中复兼左右弹手之象耳。仲景云：如转索无常。叔和曰：数如切绳。丹溪曰：如纫簟线❷。譬如二股三股纠合为绳之象，可见紧之为义，不独纵有挺急，抑且横有转侧也。苟非横有转侧，则《内经》之左右弹人，仲

---

❶ 觋：小心看。
❷ 簟（diàn 甸）线：细竹条片。

景之转索，丹溪之纫线，叔和之切绳，将何取义乎？伪诀云：寥寥入尺来。不知紧之义何居乎？盖紧脉之挺劲而急，与弦相类；但比之于弦，有更加挺劲之异，及转如绳线之异也。

中恶、祟乘之脉而得浮紧，谓邪方炽而脉无根也；咳嗽、虚损之脉而得沉紧，谓正已虚而邪已痼也，咸在不治之例。

缓　脉阴

体象　缓脉四至，来往和匀，微风轻飐，初春杨柳。

缓不主病　缓为胃气，不主于病。取其兼见，方可断症。

兼脉主病　浮缓伤风，沉缓寒湿。缓大风虚，缓细湿痹。缓涩脾薄，缓弱气虚。右寸浮缓，风邪所居；左寸涩缓，少阴血虚。左关浮缓，肝风内鼓；右关沉缓，土弱湿侵。左尺缓涩，精宫不及；右尺缓细，真阳衰极。

按：缓脉以宽舒和缓为义，与紧脉正相反也。在卦为坤，在五行为土，在时为四季之末，在人身为足太阴脾。经若阳寸阴尺，上下同等，浮大而耎，无有偏胜者。故曰缓而和匀，不浮不沉，不大不小，不疾不徐，意思欣欣、悠悠扬扬，难以名状者，此真胃气脉也。土为万物之母，中气调和，则百疾不生。凡一切脉中皆须挟缓，谓之胃气。但得本脏之脉，无胃气以和之，则真脏脉见，与之短期。又曰有胃气则生，无胃气则死。缓之于脉大矣哉！是故缓脉不主疾病，惟考其兼见之脉，乃可断其为病耳！岐伯曰：脾者土也，孤脏以灌四旁者也。善者不可见，恶者可见。其来如水之流，此为太过，病在外；如鸟之喙，此为不及，病在中。太过则令人四肢沉重不举；不及则令人九窍壅塞不通。王叔和《脉经》云：脾旺之时，其脉大，阿阿而缓，名曰平脉。反得弦细而长者，是肝之乘脾，木之克土，为贼邪，死不治。反得浮涩而短，是肺之乘脾，子之扶母，为实邪，虽病自愈。反得洪大而散者，是心之乘脾，母之归子，为虚邪，虽病易治。反得沉濡而滑者，肾之乘脾，水之凌土，为微邪，虽病即瘥。高阳生伪诀以缓脉主脾热、口臭、反胃、齿痛、梦鬼诸症，出自杜撰，与缓脉何涉也。

弦　脉 *阳中之阴*

体象　弦如琴弦，轻虚而滑，端直以长，指下挺然。

主病　弦为肝风，主痛主疟，主痰主饮。弦在左寸，心中必痛；弦在右寸，胸及头疼。左关弦兮，痰疟癥瘕；右关弦兮，胃寒膈痛。左尺逢弦，饮在下焦；右尺逢弦，足挛疝痛。

兼脉　浮弦支饮，沉弦悬饮。弦数多热，弦迟多寒。弦大主虚，弦细拘急。阳弦头痛，阴弦腹痛。单弦饮癖，双弦寒痼。

按：弦之为义，如琴弦之挺直而略带长也。在卦为震，在五行为木，在四时为春，在五脏为肝。经曰：少阳之气温和软弱，故脉为弦。岐伯曰：春脉肝也，东方木也，万物之所以始生也。故其气来濡脉弱轻虚而滑，端直以长，故曰弦。反此者病。其气来而实强，此为太过，病在外；其气来不实而微，此为不及，病在中。太过则令人善怒，忽忽眩冒而巅；不及则令人胸胁痛引背，两胁肤满。又曰：肝脉来濡弱迢迢，如揭长竿末梢，曰肝平。春以胃气为本，肝脉来盈实而滑，如循长竿，曰肝病。肝脉来急而益劲，如张弓弦，曰肝死。弦脉与长脉，皆主春令，但弦为初春之象，阳中之阴，天气犹寒，故如琴弦之端直而挺然，稍带一分之紧急也；长为暮春之象，纯属于阳，绝无寒意，故如木干之迢直以长，纯是发生之气象也。戴同父云：弦而耎，其病轻；弦而硬，其病重。深契《内经》之旨。两关俱弦，谓之双弦。若不能食，为木来克土，土已负矣，必不可治。《素问》云端直以长。叔和云如张弓弦。巢氏云按之不移，绰绰如按琴瑟弦。同父云从中直过，挺然指下。诸家之论弦脉，可谓深切著明矣。而高阳生乃言时时带数，又言脉紧状类绳牵，则是紧脉之象，安在其弦脉之义哉？

动　脉 阳

体象　动无头尾，其形如豆，厥厥动摇，必兼滑数。

主病　动脉主痛，亦主于惊。左寸得动，惊悸可断；右寸得动，自汗无疑。左关若动，惊及拘挛；右关若动，心脾疼痛。左尺见之，亡精为病；右尺见之，龙火奋迅。

按：动之为义，以厥厥动摇，急数有力得名也。两头俯下，中间突起，极与短脉相类，但短脉为阴，不数不硬不滑也。动脉为阳，且数且硬且滑也。关前为阳，关后为阴。故仲景云：阳动则汗出。分明指左寸之心，汗为心之液，右寸之肺，主皮毛而司腠理，故汗出也。又曰：阴动则发热。分明指左尺见动，为肾水不足，右尺见动，谓相火虚炎，故发热也。因是而知旧说言动脉只见于关上者，非也。且《素问》曰：妇人手少阴心脉动甚者，为妊子也。然则手少阴明隶于左寸矣，而独见于关可乎？成无己曰：阴阳相搏，则虚者动，故阳虚则阳动，阴虚则阴动。以关前为阳，主汗出，关后为阴，主发热，岂不精妥！而庞安常强为之说云：关前三分为阳，关后三分为阴，正当关位，半阴半阳，故动随虚见。是亦泥动脉只见于关之说也。高阳生伪诀云：寻之似有，举之还无。是弱脉而非动脉矣。又曰：不离其处，不往不来，三关沉沉。含糊谬妄。无一字与动脉合义。詹氏曰：如钩如毛。则混于浮大之脉，尤堪捧腹。

促　脉阳

体象　促为急促，数时一止，如趋而蹶，进则必死。

主病　促因火亢，亦因物停。左寸见促，心火炎炎；右寸见促，肺鸣咯咯。促见左关，血滞为殃；促居右关，脾宫食滞。左尺逢之，遗滑堪忧；右尺逢之，灼热为定。

按：促之为义，于急促之中时见一歇止，乃阳盛之象也。黎氏曰：如蹶之趋，疾徐不常。深得其义。夫人身之气血，贯注于经脉之间，绵绵不息。脏气乖违，则稽留凝泣，阻其运行之机，因而歇止者，其止为轻。若真元衰惫，则阳弛阴涸，失其揆度之常，因而歇止者，其止为重。然促脉之故，得于脏气乖违者，十之六七；得于真元衰惫者，十之二三。或因气滞，或因血凝，或因痰停，或因食壅，或外因六气，或内因七情，皆能阻遏其运行之机，故虽当往来急数之时，忽见一止耳。如止数渐稀，则为病瘥；止数渐增，则为病剧。伪诀言并居寸口，已非促脉之义，且不言时止，尤为瞆瞆矣。

燕都王湛六，以脾泄求治，神疲色瘁。诊得促脉，或十四、五至得一止，或十七、八至得一止。余谓其原医者曰：法在不治。而医者争之曰：此非代脉，不过促耳，何先生之轻命耶？余曰：是真元败绝，阴阳交穷，而促脉呈形，与稽留凝泣而见促者，不相侔也。医者唯唯。居一月果殁。

结　脉 阴

体象　结为凝结，缓时一止，徐行而怠，颇得其旨。

主病　结属阴寒，亦因凝积。左寸心寒，疼痛可决；右寸肺虚，气寒凝结。左关结见，疝瘕必现；右关结形，痰滞食停。左尺结兮，痿躄之疴；右尺结兮，阴寒为楚。

按：结之为义，结而不散，迟滞中时见一止也。古人譬诸徐行而怠，偶羁一步，可为结脉传神。大凡热则流行，寒则凝结，理势然也。夫阴寒之中，且挟凝结，喻如隆冬天气严肃，流水冰坚也。少火衰弱，中气虚寒，失其乾健之运，则气血痰食互相纠缠，运行之机缄不利，故脉应之而成结也。越人云：结甚则积甚，结微则气微。浮结者外有积痛，伏结者内有积聚。故知结而有力者，方为积聚；结而无力者，是真气衰弱，违其运化之常，惟一味温补为正治也。仲景云：累累，如循长竿，曰阴结；蔼蔼如车盖，曰阳结。王叔和曰：如麻子动摇，旋引旋收，聚散不常，曰结，主死。夫是三者，虽同名为结，而义实有别。浮分得之为阳结；沉分得之为阴结；止数频多，参伍不调，为不治之症。由是推之，则结之主症，未可以一端尽也。伪诀云：或来或去，聚而却还。律以缓时一止之义，几同寐语矣。

代　脉阴

体象　代为禅代，止有常数，不能自还，良久复动。

主病　代主脏衰，危恶之候。脾土败坏，吐利为咎，中寒不食，腹疼难救。两动一止，三四日死；四动一止，六七日死。次第推求，不失经旨。

按：代者，禅代之义也。如四时之禅代，不愆其期也。结、促之止，止无常数；代脉之止，止有常数。结、促之止，一止即来；代脉之止，良久方至。《内经》以代脉之见，为脏气衰微，脾气脱绝之诊也。惟伤寒心悸，怀胎三月，或七情太过，或跌打重伤，及风家痛家，俱不忌代脉，未可断其必死！滑伯仁曰：无病而羸瘦脉代者，危候也；有病而气血乍损，只为病脉。此伯仁为暴病言也。若久病得代脉而冀其回春者，万不得一也。《内经》曰：代则气衰。又曰：代散者死。夫代脉现而脾土衰，散脉现而肾水绝，二脉交见，虽在神圣，亦且望而却走矣。大抵脉来一息五至，则肺心脾肝肾五脏之气皆足也。故五十动而不一止者，合大衍之数，谓之平脉。反此，则止乃见焉。肾气不能至，则四十动一止；肝气不能至，则三十动一至；脾气不能至，则二十动一止；心气不能至，则十动一至；肺气不能至，则四、五动一止。戴同父云三部九候，每候必满五十动，出自《难经》，而伪诀五脏歌中，皆以四十五动为准，乖于经旨。伪诀又云：四十一止一脏绝，却后四年多殁命。荒疵越理，莫此为甚。夫人岂有一脏既绝，尚活四年之理哉！

历考《内经》，而知代脉之义，别自有说。如《宣明五气篇》曰脾脉代，《邪气脏腑病形篇》云黄者其脉代，皆言脏气之常候，非谓代为止也。《平人气象论》曰长夏胃微耍弱曰平，但代无胃曰死者，盖言无胃气而死，亦非以代为止也。如云五十动而不一代者，是乃至数之代也。若脉平匀而忽强忽弱者，乃形体之代，即《平人气象论》所言者是也。若脾旺四季，而随时更代者，乃气候之代，即《宣明五气》等篇所云者是也。脉无定候，更变不常，则均谓之代，各因其变而察其情，庶足穷其妙耳！

善化令黄桂岩，心疼夺食，脉三动一止，良久不能自还。施笠泽云：五脏之气不至，法当旦夕死。余曰：古人谓痛甚者脉多代。少得代脉者死，老得代脉者生。今桂岩春秋高矣，而胸腹负痛，虽有代脉，安足虑乎。果越两旬而桂岩起矣。

革　脉 阳中之阴

体象　革大弦急，浮取即得，按之乃空，浑如鼓革。

主病　革主表寒，亦属中虚。左寸之革，心血虚痛；右寸之革，金衰气壅。左关遇之，疝瘕为祟；右关遇之，土虚而疼。左尺诊革，精空可必；右尺诊革，殒命为忧。女人得之，半产漏下。

按：革者，皮革之象也。表邪有余，而内则不足也。恰如鼓皮，外则绷急，内则空虚也。浮举之而弦大，非绷急之象乎？沉按之而豁然，非中空之象乎？惟表有寒邪，故弦急之象见焉；惟中亏气血，故空虚之象显焉。仲景曰：革脉弦而芤，弦则为寒，芤则为虚。虚寒相搏，此名为革。男子亡血失精，女人半产漏下。叔和云：三部脉革，长病得之死，卒病得之生。李时珍云：此芤、弦二脉相合，故均主失血之候。诸家脉书皆以为即牢脉也，故或有革无牢，或有牢无革，混而莫辨，不知革浮牢沉，革虚牢实，形与症皆异也。《甲乙经》曰：浑浑革至如涌泉，病进而色弊，绵绵其去如弦绝者死。谓脉来浑浊革变，急如泉涌，出而不返也。观其曰涌泉，则浮取之不止于弦大，而且数且搏且滑矣。曰弦绝，则重按之不止于豁然，而且绝无根蒂矣，故曰死也。王贶以为溢脉者，因《甲乙经》有涌泉之语而附会其说也，不知溢脉者，自寸而上贯于鱼际，直冲而上，如水之沸而盈溢也，与革脉奚涉乎？丹溪曰：如按鼓皮。其于中空外急之义，最为亲切之喻。

牢 脉 *阴中之阳*

体象 牢在沉分，大而弦实，浮中二候，了不可得。

主病 牢主坚积，病在乎内。左寸之牢，伏梁为病；右寸之牢，息贲可定。左关见牢，肝家血积；右关见牢，阴寒痞癖。左尺牢形，奔豚为患；右尺牢形，疝瘕痛甚。

按：牢有二义，坚固牢实之义，又深居在内之义。故树以根深为牢，盖深入于下者也。监狱以禁囚为牢，深藏于内者也。仲景曰：寒则牢固，又有坚固之义也。沈氏曰：似沉似伏，牢之位也。实大弦长，牢之体也。牢脉所主之症，以其在沉分也，故悉属阴寒；以其形弦实也，故咸为坚积。若夫失血亡精之人，则内虚，而当得革脉，乃为正象。若反得牢脉，是脉与症反，可以卜死期矣。伪诀云：寻之则无，按之则有。但依稀仿佛，却不言实大弦长之形象，是沉脉而非牢脉矣。又曰：脉入皮肤辨息难。更以牢为死亡之脉矣，其谬可胜数哉！叔和《脉经》云：牢脉，似沉似伏、实大而长，微弦。可谓详且明矣。至伏脉虽重按之亦不可见，必推筋至骨，乃见其形，而牢脉既实大弦长，才重按之，便满指有力矣，又何以谓之似伏乎？脉之义幽而难明，非字字推敲，辗转审度，能无遗后学之疑哉！

散　脉阴

体象　散脉浮乱，有表无里，中候渐空，按则绝矣。

主病　散为本伤，见则危殆。左寸之散，怔忡不卧；右寸之散，自汗淋漓。左关之散，当有溢饮；右关之散，胀满蛊坏。居于左尺，北方水竭；右尺得之，阳消命绝。

按：散有二义，自有渐无之象，亦散乱不整之象也。当浮候之，俨然大而成其为脉也；及中候之，顿觉无力而减其十之七八矣；至沉候之，杳然不可得而见矣。渐重渐无，渐轻渐有。明乎此八字，而散字之义详明而散脉之形确著。故叔和云：散脉大而散，有表无里。字字斟酌，毫不苟且者也。崔氏云涣漫不收。盖涣漫即浮大之义，而不收即无根之义；虽得其大意，而未能言之凿凿也。柳氏云：无统纪，无拘束，至数不齐，或来多去少，或去多来少，涣散不收，如杨花散漫之象。夫杨花散漫，即轻飘无根之说也。其言至数不齐，多少不一，则散乱而不能整齐严肃之象也。然此又补叔和未备之旨，深得散脉之神者也。同父云：心脉浮大而散，肺脉短涩而散，皆平脉也。心脉耎散为怔忡，肺脉耎散为汗出，肝脉耎散为溢饮，脾脉耎散为胕肿，皆病脉也。肾脉耎散，诸病脉见散，皆死脉也。古人以代散为必死者，盖散为肾败之征，代为脾绝之诊也。肾脉本沉，而散脉按之不可得见，是先天资始之根本绝也。脾脉主信，而代脉歇止不愆其期，是后天资生之根本绝也。故二脉独见，均为危殆之候，而二脉交见，尤为必死之符。

芤　脉 _阳中之阴_

体象　芤乃草名，绝类慈葱，浮沉俱有，中候独空。

主病　芤脉中空，故主失血。左寸呈芤，心主丧血；右寸呈芤，相傅阴亡。芤入左关，肝血不藏；芤现右关，脾血不摄。左尺如芤，便红为咎；右尺如芤，火炎精漏。

按：芤之为义，两边俱有，中央独空之象也。芤乃草名，其状与葱无以异也。假令以指候葱，浮候之著上面之葱皮，中候之正当葱中空处，沉候之又著下面之葱皮，以是审察，则芤脉之名象，昭昭于心目之间，确乎不可疑矣。刘三点云：芤脉何似？绝类慈葱，指下成窟，有边无中。叔和云：芤脉浮大而软，按之中央空，两边实。二家之言，其于芤脉已无遗蕴矣。同父云：营行脉中，脉以血为形。芤脉中空，脱血之象也。伪诀未明中候独空之旨，妄云：两头有，中间无。以头字易《脉经》之边字，则是上下之脉划然中断，而成阴绝阳绝之诊矣。又云：寸芤积血在胸中，关里逢芤肠胃痈。是以芤为蓄血积聚之实脉，非失血虚家之空脉矣。以李时珍之博洽明通，亦祖述其言以作主病之歌诀，岂非千虑之一失乎！伪诀又云：芤主淋沥，气入小肠。与失血之候，有何干涉？种种邪讹，误世不小，不得不详辨也。即叔和《脉经》云：三部脉芤，长病得之生；卒病得之死。然暴失血者脉多芤，而卒病得之死可乎？其言亦不能无疵也。至刘肖斋所引诸家论芤脉者，多出附会，不可尽信。

伏　脉阴

体象　伏为隐伏，更下于沉，推筋著骨，始得其形。

主病　伏脉为阴，受病入深。伏犯左寸，血郁之愆；伏于右寸，气郁之殃。左关值伏，肝血在腹；右关值伏，寒凝水谷。左尺伏见，疝瘕可验；右尺伏藏，少火消亡。

按：伏之为义，隐伏而不见之谓也。浮、中二候，绝无影响，虽至沉候，亦不可见，必推筋至骨，方始得见耳。故其主病，多在沉阴之分，隐深之处，非轻浅之剂所得破其藩垣也。在《伤寒论》中，以一手脉伏为单伏，两手脉伏为双伏，不可以阳症见阴脉为例也。火邪内郁，不得发越，乃阳极似阴，故脉伏者必有大汗而解，正如久旱将雨，必先六合阴晦，一回雨后，庶物咸苏也。又有阴症伤寒，先有伏阴在内，而外复冒寒邪，阴气壮盛，阳气衰微，四肢厥逆，六脉沉伏，须投姜、附及灸关元，阳乃复回，脉乃复出也。若太溪、冲阳皆无脉者，必死无疑。刘元宾云：伏脉不可发汗。为其非表脉也，亦为其将自有汗也。乃伪诀云：徐徐发汗。而洁古欲以附子细辛麻黄汤发之，皆非伏脉所宜。伪诀论形象妄曰：寻之似有，定息全无。是于中候见形矣，于伏之名义何居乎？

疾 脉 ^阳

体象 疾为疾急，数之至极，七至八至，脉流薄疾。

主病 疾为阳极，阴气欲竭。脉号离经，虚魂将绝，渐进渐疾，且夕殒灭。左寸居疾，弗戢自焚；右寸居疾，金被火乘。左关疾也，肝阴已绝；右关疾也，脾阴消竭。左尺疾耶，涸辙难濡；右尺疾耶，赫曦❶过极。

按：六至以上，脉有两称，或名曰疾，或名曰极，总是急速之形，数之甚者也。是惟伤寒热极，方见此脉，非他疾所恒有也。若劳瘵虚惫之人，亦或见之，则阴髓下竭，阳光上亢，有日无月，可与之决短期矣。阴阳易病者，脉常七、八至，号曰离经，是已登鬼录者也。至夫孕妇将产，亦得离经之脉，此又非以七、八至得名，如昨浮今沉，昨迟今数，但离于平素经常之脉，即名为离经矣。大都一息四至，则一昼一夜约一万三千五百息，通计之当五十周于身，而脉行八百一十丈，此人身经脉流行之常度也。若一息八至，则一日一夜周于身者当一百营，而脉遂行一千六百余丈矣。必至喘促声嘶，仅呼吸于胸中

---

❶ 赫曦：显赫貌。

数寸之间，而不能达于根蒂，真阴极于下，孤阳亢于上，而气之短已极矣。夫人之死生由乎气，气之聚散由乎血，凡残喘尚延者，只凭此一线之气未绝耳！一息八至之候，则气已欲脱，而犹冀以草木生之，何怪其不相及也！

脉 法 总 论

脉状繁多，未可以二十八字尽也。然于表里、阴阳、气血、虚实之义，颇能括其纲要矣。如《内经》之所曰鼓者，且浮且大也。曰搏者，且大且强也。曰坚者，实之别名也。曰横者，洪之别名也。曰急者，紧之别名也。曰喘者，且浮且数也。曰躁者，且浮且疾也。曰疏者，且迟且软也。曰格者，人迎倍大也。曰关者，气口倍大也。此二脉者，后世不深维《内经》之旨，而误作病名，不知病因脉得名也。曰溢者，自寸口上越鱼际，气有余也。覆者，自尺部下达臂间，血有余也。

如仲景论脉，曰纵者，水乘火，金乘木也。曰横者，火乘水，木乘金也。曰逆者，水乘金，火乘木也。曰顺者，金乘水，木乘火也。曰反者，来微去大，病在里也。曰覆者，头小本大，病在表也。曰高者，卫气盛也，阳脉强也。曰章者，荣气盛也，阴脉强也。曰纲者，高章相搏也。曰慄者，卫气弱也，阳脉衰也。曰卑者，荣气弱也，阴脉衰也。曰损者，慄卑相搏也。

《内经》十二，仲景十二，凡得二十四脉，未尝非辨证之旨诀，而世皆置若罔闻，则有惭于司命之职矣。

虽二十八字亦已含藏诸义，然不详于二十四字之义，又安能入二十八字之奥哉？而尤不止此也。阴阳不可不分而剖，色脉不可不合而稽，尺肤不可不详而考，主病不可不谙而识，四者得，而持脉之道思过半矣。

《脉要精微论》云：微妙在脉，不可不察，察之有纪，从阴阳始，始之有经，从五行生，生之有度，四时为宜。彼春之暖，为夏之暑，彼秋之忿，为冬之怒，四变之动，脉与之上下。是以圣人持脉之道，先后阴阳而持之。若阳动阴静，阳刚阴柔，阳升阴降，阳前阴后，阳上阴下，阳左阴右。数者为阳，迟者为阴；表者为阳，里者为阴；至者为阳，去者为阴；进者为阳，退者为阴，其恒经也。或阴盛之极，反得阳象；或阳亢之极，反得阴征；或阳穷而阴乘之；或阴穷而阳乘之。随症更迁，与时变易，此阴阳之不可不分而剖也。岐伯曰：察脉动静而视精明，察五色，观五脏有余不足，六腑强弱，形之盛衰，以此参伍，决死生之分。又曰：形气相得，谓之可治；色泽以浮，谓之易已；脉从四时，谓之可治；脉弱以滑，是有胃气。《灵枢》曰：色脉与尺，如鼓桴相应。青者，脉弦；赤者，脉钩；黄者，脉代；白者，脉毛；黑者，脉石。见其色而不得见其脉，反得相胜之脉，则死矣；得相生之脉，则病已矣。又曰：精明五色者，气之华也。赤欲如白裹朱，不欲如赭；白欲如鹅羽，不欲如盐；青欲如苍璧，不欲如蓝；黄欲如罗裹雄黄，不欲如黄土；黑欲如重漆色，不欲如地苍。此色脉之不可不合而稽也。《灵枢》曰：审尺之缓急、大小、滑涩，肉之坚脆，而病形定矣。目窠微肿，颈脉动，时咳，按之手足，窅❶而不起，风水肤胀也。尺肤滑而淖泽者，风也。尺肉弱者，解㑊安卧；脱肉者，寒热不治。尺肤涩者，风痹也。尺肤粗如枯鱼之鳞者，溢饮也。尺肤热甚，脉盛躁者，病温也。脉盛而滑者，病且出也。尺肤寒，脉小者，泄而少气。尺肤炬然，寒热也。肘所独热者，腰以上热；手所独热者，腰以下热。肘前狄热者，膺前热；肘后独热者，肩背热；臂中独热者，腰腹热。肘后粗以下三四寸热者，肠中有虫。掌中热者，腹热；掌中寒者，腹寒。鱼上有青脉者，胃中寒。尺炬然热，人迎大，当夺血。尺坚大，脉小，少气，悗有加，主死。又曰：脉急者，尺肤亦急；脉缓者，尺肤亦缓；脉小者，尺肤亦减而少气；脉大者，尺肤亦贲而起；脉滑者，尺肤亦滑；脉涩者，尺肤亦涩。此尺肤之不可不详而考也。《脉要精微论》曰：长则气治，短则气病，数则烦心，大则病进，上盛则气高，下盛则气胀，代则气衰，细则气少，涩则心痛。浑浑革至如涌泉，病进而色弊；绵绵其去如弦绝者，死。《平人气象论》曰：脉短者，头疼；脉长者，足胫痛。脉促上击者，肩背痛。脉沉而坚者，病在中；脉浮而盛者，病在外。脉沉而弱，寒热及疝瘕少腹痛。脉沉而横，胁下有积，腹中有横积痛。脉沉而喘，曰寒热。脉盛滑坚者，病在外；脉小实而坚者，病在内。小弱

---

❶ 窅（yǎo 咬）：凹陷，低下。

以涩，谓之久病；浮滑而疾，谓之新病。脉急者，疝瘕少腹痛。脉滑曰风，脉涩曰痹。缓而滑曰热中，盛而紧曰胀。臂多青脉，曰脱血。尺脉缓涩，谓之解㑊。安卧脉盛，谓之脱血。尺涩脉滑，谓之多汗。尺寒脉细，谓之后泄。尺脉粗常热者，谓之热中。此主病之不可不谙而识也。如上所述，不过大略耳。若欲达变探微，非精研《灵》、《素》，博综百家不可也。许胤宗曰：脉之候幽而难明，吾意所解，口莫能宣也。口莫能宣，而笔又乌能写乎？博极而心灵自启，思深而神鬼将通，则三指有隔垣之照，二竖❶无膏肓之遁矣。

---

❶　二竖：两个小孩，后用以称病魔。见《左传·成公十年》。